Rowohlt Verlag GmbH, Kirchenallee 19, 20099 Hamburg

Kontaktadresse nach EU-Produktsicherheitsverordnung:
produktsicherheit@rowohlt.de

ro
ro
ro

Hans-Dieter Kempf, Dr. Marco Gassen,
Christian Ziegler

Die neue Rückenschule: der Nacken

Frei von Verspannung und Schmerz

Mit Fotos von Horst Lichte

Rowohlt Taschenbuch Verlag

3. Auflage Januar 2024

Originalausgabe
Veröffentlicht im Rowohlt Taschenbuch Verlag, Reinbek bei Hamburg,
August 2011

Lektorat Bernd Gottwald
Umschlaggestaltung ZERO Werbeagentur, München
(Foto: Pascal Broze / Getty Images)
Illustrationen Stefanie Kleinschmidt
Druck und Bindung BoD – Books on Demand GmbH, Bad Hersfeld
ISBN 978-3-499-62744-6

Inhalt

Ziel des Buches – Ihr Nutzen

In unserer Praxis werden wir häufig mit dem Problem Nackenschmerzen konfrontiert. Das ist kein Wunder, denn Nackenschmerzen sind heute ein allgemeines Problem unserer Gesellschaft. Sie gehören zu den drei häufigsten Beschwerdebildern im Muskel-Skelett-System, manchmal auch begleitet von Schmerzausstrahlungen in die Schulter, den Arm und von Kopfschmerzen.

Einige Ihnen vielleicht schon bekannte Empfehlungen zum Umgang mit Rückenschmerzen finden Sie auch in diesem Buch, da die Halswirbelsäule ein Bereich der Wirbelsäule ist. Hierzu gehören bei akuten Nackenschmerzen

- die frühe Wiederaufnahme der Alltagsaktivitäten,
- die sportliche Betätigung,
- die möglichst positive Herangehensweise an die Schmerzbewältigung
- und die Reduzierung der die Nackenschmerzen verursachenden Faktoren.

Aber abgesehen davon, dass es um die wissenschaftliche Datenlage zur Problematik Nackenschmerzen («neck pain») deutlich schlechter bestellt ist als um Rücken- bzw. Kreuzschmerzen («back pain»), finden wir auch in der Nackenschmerz-Literatur selten eine differenzierte Herangehensweise. Dem möchten wir abhelfen – zu Ihrem Nutzen.

Wir möchten, dass Sie in der Lage sind,

- Ihre Nackenbeschwerden selbst zu lindern und zu reduzieren,
- einer Chronifizierung, d. h., einem längeren Anhalten oder häufigen Wiederkehren von Nackenschmerzen vorzubeugen,
- sich möglichst viel selbst zu helfen.

Sie sollen aber auch gefährliche Beschwerdeverläufe erkennen können, um rechtzeitig einen Arzt aufzusuchen. Darüber hinaus möchten wir Sie unterstützen, besser mit Nackenschmerzen umzugehen und die gemeinsame Entscheidungsfindung mit Ihrem Arzt zu verbessern. Dies hat positive Effekte auf Ihr Befinden, Ihre Zufriedenheit und die Selbsthilfemaßnahmen.

Die Inhalte dieses Buches basieren auf den Ergebnissen aktueller wissenschaftlicher Studien und nationalen wie internationalen Empfehlungen, aber auch auf unseren weitreichenden Erfahrungen in der Arbeit mit Menschen mit Nacken- und Schulterproblemen.

Nacken und Hals sind insofern etwas Besonderes, als dass sie den Kopf tragen und die gelenkige Verbindung mit dem Brustkorb darstellen. Sie verbinden also nicht nur rein physisch den Kopf mit dem Körper, sondern stellen auch das Kommunikationsglied zwischen Kopf (mentaler Ebene), Herz (emotionaler Ebene) und Hand (motorischer Ebene) dar, im übertragenen Sinn also die Verbindung zwischen Denken im Gehirn und Fühlen im Bauch. Nicht umsonst symbolisieren Begriffe wie Starrköpfigkeit und Halsstarrigkeit auch geistige Unbeweglichkeit. Die direkte Verbindung wird auch klar, wenn man bedenkt, dass psychische Belastungen sich direkt in einer Spannungserhöhung des oberen Trapezmuskels (der Muskel kann auch als Stressbarometer bezeichnet werden) manifestieren.

Ihr Nutzen:

- Die Ursachen Ihrer Nackenschmerzen verstehen und wirksam selbst behandeln.
- Weiteren Verspannungen und Schmerzen effektiv vorbeugen.
- Die richtigen Therapien und Behandlungen für Ihre Form der Nackenschmerzen finden.
- Bessere Kopfhaltung und damit mehr Wohlbefinden und Lebensqualität.

- Bessere muskuläre Leistungsfähigkeit – mehr Stabilität und Schutz.
- Besserer Ausgleich bei Computerarbeit und Sport, mehr Leistungsfähigkeit.

Das Besondere dieses Buches, der Selbsttest, ermöglicht Ihnen, genau die Übungen herauszufinden, die Ihnen am besten bei Ihren Beschwerden helfen können.

Nehmen Sie sich die Zeit, die einzelnen Tests durchzuführen und so ein Profil Ihres Nackens zu erstellen!

Eilige finden auf den Seiten 137–158 Übungen zur schnellen Hilfe bei akuten Beschwerden.

Wichtig ist dabei immer, dass Sie behutsam und bewusst mit sich selbst umgehen. Sollten Sie bei einer Maßnahme Unwohlsein spüren, sich unsicher fühlen oder eine ungewöhnliche Schmerzverstärkung empfinden, brechen Sie die Maßnahme ab und fragen Sie erst Ihren Arzt oder Therapeuten.

Abschließend möchten wir allen danken, die an diesem Buch beteiligt waren, z.B. Melanie Hartert für ihre Geduld bei den Fotoaufnahmen; der Firma Thera-Band (www.thera-band.de, Hadamar) für die Bekleidung und Materialien; der Firma Sportomed Reha für die Bereitstellung der Räumlichkeiten; Horst Lichte für die exzellenten Aufnahmen und auch unserem Lektor «Scotty» Gottwald für sein Vertrauen und seine Unterstützung.

Die Autoren, im Sommer 2011

1. Nackenschmerzen – Ursachen und Selbsthilfe

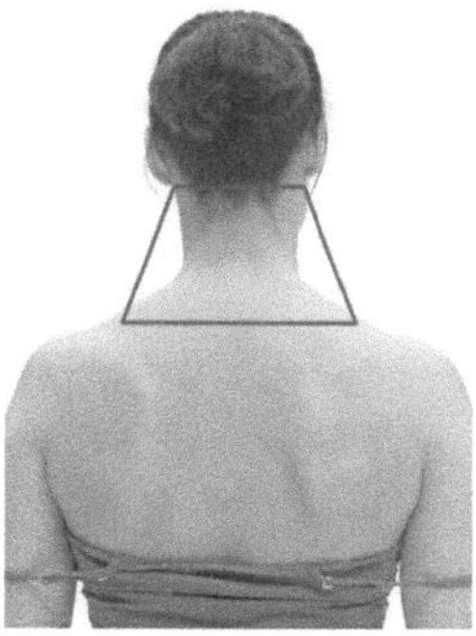

Mit Nackenschmerzen bezeichnet man die Schmerzen im rückwärtigen Bereich der Halswirbelsäule, der begrenzt ist durch die obere Nackenlinie am Schädel (linea nuchalis superior), die ersten Brustwirbel und die Ansätze des Trapezmuskels.

Für Nackenschmerzen werden in der Fachsprache synonym auch Begriffe wie HalsWirbelSäulen (HWS)- oder Zervikalsyndrom (lat.: Cervix, Zervix: der Hals), Zervikalneuralgie (Schmerzausbreitung in Hals und Nacken), zervikozephales Syndrom (mit gleichzeitigen Kopfschmerzen) oder Zervikobrachialsyndrom (Schmerzausstrahlung in die Arme) verwendet. Umgangssprachlich sind Ausdrücke wie «steifer Hals», «hab einen Zug bekommen», «Kopf ist blockiert», «ich muss andauernd meinen Kopf halten», «Müdigkeit im Nacken» zu hören.

Nackenschmerzen – ein Zivilisationsproblem?

60–70 Prozent aller Menschen berichten zumindest einmal in ihrem Leben über Schmerzen im Nacken- und Schulterbereich. Betroffen davon sind auch Schüler zwischen 8 und 16 Jahren, ebenso wie extrem alte Menschen. Nackenschmerzen treten häufiger bei Frauen auf, vor allem im mittleren Alter. Das liegt möglicherweise am geschlechtsspezifischen Unterschied in der Antropometrie, Physiologie und Muskelkraft, aber vielleicht auch daran, dass Frauen sensibler sind und ein anderes Verhalten im Umgang mit ihren Beschwerden haben.

Nackenschmerzen können viele Ursachen haben

Alle Studien, Forschungen und Empfehlungen, die sich mit den Ursachen und der Therapie von Nackenschmerzen beschäftigen, zeigen, dass sich nur etwa in 20 Prozent aller Fälle von Nackenschmerzen eine einzelne Ursache, wie beispielsweise Bandscheibenschäden oder Abnutzung an Wirbelkörpern (Spondylose) finden lässt. In allen anderen Fällen (je nach Untersuchung 70 Prozent–85 Prozent) lässt sich keine isolierte Ursache für die Beschwerden nachweisen.

Man muss deshalb davon ausgehen, dass es erst mit dem Zusammenwirken mehrerer Faktoren (s. Tabelle 1), wie z. B. Fehlbelastungen am Arbeitsplatz, Bewegungsmangel, Kraftschwächen, Funktionsstörungen der inneren Organe oder Stress, zum Auslösen der Beschwerden kommt. Was die Therapie anbelangt, hat sich gezeigt, dass multimodale Behandlungen, also die Kombination verschiedener Behandlungsmethoden, erfolgreicher sind als isolierte Therapieformen. Werden beispielsweise in der Behandlung parallel Manualtherapie, das Erlernen eigener Dehnungs-, Lockerungs- und Stabilitätsübungen sowie verhaltenstherapeutische Hilfestellungen zum Stressabbau und Umgang mit Schmerzen angeboten, besteht gegenüber einer Einzeltherapie eine wesentlich größere Erfolgsaussicht für die Rückbildung der Beschwerden.

Muskeln:	Verspannung, Verhärtung oder Abschwächung der Nackenmuskeln, der Muskulatur zwischen den Schulterblättern und der Brustwirbelsäule, der Muskeln der Lenden- und Gesäßregion. Verkürzung der vorderen Schulter- oder Nackenmuskeln.
Gelenke, Bandscheiben, Wirbelkörper:	Abnutzung oder Veränderungen an Wirbelkörpern, Bandscheiben, kleinen Wirbelgelenken oder der stabilisierenden Bänder.
Haltung:	Fehlhaltung der Wirbelsäule mit Skoliose (Verdrehung), Verlagerung des Körperlotes (Vorlage, Rücklage, Seitverlagerung), unterschiedliche Beinlängen, Beckenverschiebungen oder Beckenverwringungen; Fehlstellungen der Füße oder Fußabrollstörungen, Fehlspannung der Bänder (Organhüllen) der inneren Organe, hohe Armkräfte bei Alltagstätigkeiten.
Andere körperbezogene Ursachen:	Nächtliches Zähneknirschen (Bruxismus), Zahnentzündungen, unterschiedliche Zahnfüllungen, Kiefergelenkstörungen, Durchblutungsstörungen, Stoffwechselstörungen, Migräne, Entzündungen, Infektionen, Tumore.
Fehlbelastungen:	Ungewohnte oder übermäßige körperliche Belastung, insbesondere solche, die mit Heben oder Tragen, Bücken oder Überkopfarbeiten verbunden sind; übermäßiges oder ungünstiges Krafttraining (insbesondere Bankdrücken und Frontpress). Zu wenig oder zu viel Bewegung (körperliche Unter- oder Überforderung); chronisch einseitige Belastung im Sitzen, Stehen oder Gehen; monotone Fehlhaltungen (Telefon, PC, Arbeitstätigkeit), meist in gebeugter Haltung, Muskelschwäche, Überbeweglichkeit.
In- und Umweltfaktoren:	Hohe Stressbelastung (privat, sozial oder am Arbeitsplatz), Unzufriedenheit, Jobunsicherheit, depressive Verstimmung, ungünstige Arbeitsumgebung; Präzisionsarbeit, Rauchen oder Passivrauchen.

Faktoren, die Beschwerden im Bereich der Halswirbelsäule beeinflussen und auslösen können (Experten- und Erfahrungswissen)

Die Untersuchungsergebnisse zeigen auch, dass zu Beginn der Beschwerden in den wenigsten Fällen ernsthafte Ursachen vorliegen und die Schmerzen zumeist von allein auch ohne Behandlung wieder abklingen. In den wenigsten Fällen finden sich bereits beim ersten Auftreten der Beschwerden schon erhebliche Abnutzungen im Bereich der Wirbelkörper oder Bandscheiben.

Rechtzeitig handeln!

Typischerweise hören wir von Patienten mit deutlichen Abnutzungen (Arthrose) im Bereich der Halswirbelsäule, dass es schon seit Jahren wiederholt zu leichteren Beschwerden gekommen war. Da in bis zu 85 Prozent der Fälle später erneute Beschwerden auftreten und bis zu 47 Prozent der Menschen über anhaltende Nackenprobleme oder Verschlimmerungen berichten, ist es wichtig, sich bereits bei dem erstmaligen Auftreten der Beschwerden die Faktoren, die mit Schmerzen der Nackenregion in Zusammenhang stehen, genauer anzuschauen. Nur so kann frühzeitig erneuten Beschwerden, Verschlimmerungen oder einer schwerwiegenden Abnutzung vorgebeugt werden.

Manchmal entstehen Nackenschmerzen zwar plötzlich und ohne dass eine auslösende Situation oder eine offensichtliche Ursache vorliegt. Bei genauerem Nachforschen finden sich jedoch in der Untersuchung der Lebenssituation, der Körperhaltung und des Bewegungsverhaltens oft Umstände, die zu den Beschwerden beigetragen haben können.

In der Osteopathie können auch Funktionsstörungen der inneren Organe als Ursache von Schmerzen im Bereich Hals, Nacken oder Schulterdach festgestellt werden. Ein Beispiel:

Der Zwerchfellnerv (N. phrenicus) entspringt z. B. zwischen dem 3. und 5. Halswirbel und versorgt auch Bereiche der Gallenblase, des Herzbeutels, der Leber und des Magens. Reizungen,

Dysfunktionen oder Erkrankungen dieser Organe können zurückwirken und Schmerzen in der Region des Schulter-Nacken-Bereichs verursachen («referred pain»).

Nur in einer individuellen Gesamtbetrachtung der Schmerzsymptomatik, der Körperhaltung, der Arbeitsbelastungen, der Lebenssituation und einer angepassten Bewertung dieser einzelnen Faktoren kann festgelegt werden, welche Bedeutung die einzelnen Umstände für Ihre Beschwerden haben. Denn auch hier gilt: Der individuelle Mensch ist mehr als die Summe einzelner Symptome und Faktoren.

Die richtige Selbsthilfe finden

Laut der neueren wissenschaftlichen Forschung lässt sich bei Rückenschmerzen, insbesondere auch bei Schmerzen im Bereich des Nackens und der Halswirbelsäule, nur für ganz wenige Behandlungsmethoden, und nur unter bestimmten Bedingungen, eine Wirksamkeit nachweisen. In der Überprüfung von mehr als 250 verschiedenen medizinischen Behandlungsmethoden konnte lediglich für das Merkmal «Bewegung» eine grundsätzliche Empfehlung ausgesprochen werden. Daneben sind Informationen und Unterstützung im Umgang mit Schmerzen sowie Hilfen zur Verhaltensänderung nachgewiesenermaßen hilfreich.

Allgemeine Empfehlungen – individuelle Unterscheidung

Die sich aus den Studien ergebenden Therapieempfehlungen (medizinischen Leitlinien) sind deshalb in vielen Dingen sehr allgemein und beziehen sich auf den generellen Umgang mit Beschwerden im Bereich des Rückens. Eine wesentliche Ursache dieses Dilemmas besteht darin, dass die Beschwerden nur nach dem Ort ihres Auftretens klassifiziert werden und dabei keine weitere Einteilung unterschiedlicher Ursachen, Schmerzformen oder Schmerzarten stattfindet. Besonders anschaulich wird dies im Vergleich zum Krankheitsbild Kopfschmerzen: Hier konnte durch die differenzierte Forschung und ein gezieltes Zusammenarbeiten der verschiedenen Fachgruppen eine Unterteilung der Kopfschmerzen in unterschiedliche Kategorien ermöglicht werden. Heute sind mehr als 160 verschiedene Arten von Kopfschmerzen bekannt, für viele werden ganz unterschiedliche Behandlungsformen empfohlen. Darüber hinaus gibt es generelle Empfehlungen, die bei allen Arten von Kopfschmerzen (eigentlich aber bei allen Arten von Schmerzen) helfen.

Bei Nackenschmerzen und Schmerzen der Halswirbelsäule stehen diese wissenschaftlichen Untersuchungen und Differenzierungen noch am Anfang.

Da sich in der Praxis jedoch gezeigt hat, dass eine individuelle und gezielte Behandlung schneller, effektiver und langfristig erfolgreicher ist als eine pauschale Allgemeinbehandlung, ist eines unserer Anliegen, Ihnen zu helfen, die für Sie optimalen Selbsthilfemöglichkeiten durch einen Test Ihrer Halswirbelsäule und Schulter-/Nackenmuskulatur herauszufinden.

Ganz wichtig: gute und schlechte Umstände

Ebenso hilfreich wie die genaue Beobachtung der Beschwerden ist es, um die Stressbelastung und die Arbeitsplatzposition zu wissen.

Beispiel: Wenn Sie täglich zehn Stunden mit Computerarbeit beschäftigt sind, werden ein bis zwei Übungseinheiten von 20 oder 30 Minuten pro Woche keine Wirkung zeigen können. In diesen Situationen sollten Sie täglich entweder die Arbeitszeit am PC reduzieren oder aber ein entsprechendes Entspannungsprogramm und regelmäßige Bewegungspausen einrichten.

Besonders wichtig sind auch die Fragen zu den Situationen und Verhaltensweisen, die die Beschwerden verbessern oder verschlechtern. Sie geben wichtige Hinweise auf die Ursachen und Möglichkeiten, die am ehesten zu einer Verbesserung führen können.

- Führt körperliche Aktivität und Bewegung zu einer Zunahme der Beschwerden, weist dies möglicherweise auf eine Entzündung hin, sodass eine noch genauere Ursachenforschung oder aber entzündungshemmende Medikation und weniger Bewegung als erste Behandlungsmaßnahmen wichtig sind.
- Im Tagesverlauf sich verändernde Schmerzen:
  - Schmerzen morgens stärker ausgeprägt: möglicherweise bedingt durch ungünstige Schlafposition, zu hohes oder zu niedriges Kissen, Schwäche der Halswirbelsäulenmuskulatur, nächtliches Zusammenpressen der Zähne, Kiefergelenkstörungen, verkrampftes Liegen.
  - Morgens eher weniger Beschwerden, im Tagesverlauf zunehmend: ungünstige Arbeitsplatzposition oder Haltung, hohe Stressbelastung, Arbeiten in ungünstigen Körperpositionen (Gartenarbeit, Überkopfarbeit, PC-Arbeit, Telefon, Auto).
- Nur in bestimmten Körperhaltungen auftretende Beschwerden: Muskelschwäche, Muskeldysbalance, Nervenirritation, Bandscheiben- und Wirbelkörperveränderungen.
- Nur durch Stressbelastung auftretende Beschwerden: wahrscheinlich eher über Muskelverspannungen entstehende Fehlbelastung.
- Nur in Ruhephasen auftretender Schmerz: Hinweise auf Entzündung, Abnutzung, Fehlhaltung oder muskuläre Schwäche.
- Zusätzlich Kopfschmerzen oder Schwindel: Nervenirritation, Blockierung der Wirbelgelenke, Muskelverspannung im oberen Bereich der Halswirbelsäule.

Viele weitere Umstände können zu Ihren Beschwerden beitragen, auch ohne dass sie direkt spürbar mit den Schmerzen verbunden sind. Beobachten Sie Ihren Tagesverlauf und prüfen Sie selbst, inwieweit bei Ihnen zusätzliche Faktoren wichtig sein können.

Es gibt Warnzeichen, bei denen Sie unbedingt einen Arzt aufsuchen sollten. Dazu gehören beispielsweise

- *Taubheitsgefühl, Schmerzen und Schwächen im Bereich der Finger, Arme, Zehen oder Beine (sog. neurologische Ausfälle),*
- *Bewusstseinsstörungen wie Schwindel, Black-out bei Kopfbewegungen oder Sturzneigung,*
- *wenn Sie zuvor einen Unfall hatten,*
- *bei zunehmendem oder ununterbrochenem Schmerz, besonders wenn nach einer Woche keine Besserung eingetreten ist.*

2. Der Selbstcheck – Analyse Ihrer Halswirbelsäule

In vielen Fällen sind Beschwerden im Schulter-/Nackenbereich und der Halswirbelsäule mit unterschiedlichen Formen der Bewegungseinschränkung, der Muskelspannung, möglicherweise auch mit einer Fehlhaltung oder einer erhöhten Stressbelastung verbunden. Zusätzlich spielen Sitzpositionen am Arbeitsplatz eine Rolle. Auch sportliche Belastungen und ungünstige Haltungsgewohnheiten können sich negativ auswirken.

Mit dem folgenden Test können Sie ein individuelles Profil Ihrer Halswirbelsäule und der Nackenregion erstellen und ganz gezielt die für Sie wichtigen Übungen herausfinden. Nach jedem Testabschnitt finden Sie eine Tabelle mit einer entsprechenden Übersicht der zugeordneten Übungen. Am Ende des Tests können Sie ein Profil Ihrer Hals- und Nackenregion erstellen und in einem Gesamtzusammenhang bewerten.

Durchführung des Selbstchecks

Am einfachsten können Sie den Test in einem Raum mit genügend Platz, einem großen Spiegel und der Möglichkeit, sich auf den Boden legen zu können, durchführen. Sie benötigen ca. 45 Minuten Zeit. Halten Sie folgende Dinge bereit: Haushaltswaage; falls Ihre Waage das Gewicht nach dem Messen nicht speichert oder nur kurz anzeigt, benötigen Sie eine Hilfsperson. Zwei Handtücher, Stift, Auswertebogen. (Kopieren Sie den Bogen auf Seite 181 oder nutzen Sie die angebotenen Download-Links auf Seite 180.)

TIPPS: *Einfacher und schneller geht der Test zu zweit.*
Fertigen Sie ein Digitalfoto in den verschiedenen Testpositionen an. Im Anschluss können Sie dann in Ruhe mit den Skalen den Bewegungsumfang schätzen oder einzeichnen.

Der Selbstcheck als optimale Vorbereitung für den Arztbesuch!
Auch für die Vorstellung bei Ihrem Arzt oder Therapeuten kann dieser Test wichtige Hinweise liefern, denn die Therapieplanung, die Auswahl der möglichen Therapieformen und die einzelnen Behandlungen müssen sich, um eine gute Wirkung zu erzielen, auf Ihre persönliche Situation und Befunde beziehen.

Da bei einem Arztbesuch in vielen Fällen die Zeit für ein ausführliches Gespräch begrenzt ist, ist es hilfreich, wenn Sie die Ihnen im Test aufgefallenen Aspekte aufschreiben, damit sie auch in einer kurzen Arztkonsultation ausreichend Berücksichtigung finden.

Je besser Sie wissen, wie es um Ihren Halswirbelsäulenbereich steht, umso eher werden Sie die für Sie richtige Therapie erhalten.

Beispiel: Finden sich keine Bewegungseinschränkungen oder schmerzhaften Muskelverspannungen, ist wahrscheinlich Physiotherapie nur im Rahmen manueller Therapie oder Massage wenig hilfreich. Dies wird zwar oft als angenehm empfunden, würde jedoch darüber hinaus keine anhaltende Wirkung zeigen. Vielleicht besteht aber eine Abschwächung der Muskelkraft oder eine Überbeweglichkeit, sodass ein zusätzliches gezieltes Krafttraining zu einer schnellen Verbesserung der Beschwerden beitragen könnte.

Wichtig: *Der Test kann nur eine grobe Einschätzung Ihrer Halswirbelsäule und Ihres Nackens ermöglichen. Auch wenn sich die geschilderten Tests in der Praxis sehr bewährt haben, kann der Test eine ärztliche bzw. fachtherapeutische Untersuchung nicht ersetzen. Auch bei unauffälligen Tests kann sich, ebenso wie bei einem auffälligen Test, in der routinierten Untersuchung eines entsprechend geschulten Arztes oder Therapeuten ein anderer Befund ergeben. Bitte lassen Sie, besonders bei wiederkehrenden Beschwerden, Ihren Test von einem Spezialisten kontrollieren!*

Selbstcheck Beweglichkeit

Die Halswirbelsäule ist der beweglichste Bereich der Wirbelsäule. Entwicklungsbiologisch gesehen hat dies einen großen Vorteil, da sich im Kopf alle Sinnesorgane befinden, die der Orientierung und Wahrnehmung von äußeren Gefahren dienen. Schnelle Bewegungen zur Einschätzung und Reaktion von kritischen Situationen sind mit dem Kopf viel eher möglich als mit dem ganzen Körper. Als Folge von Verspannungen, Verschleiß oder Fehlbelastungen können leichte, aber ständig zunehmende Bewegungseinschränkungen entstehen. Da diese Veränderungen sich über viele Jahre entwickeln, werden sie in der Regel erst wahrgenommen, wenn alltägliche Bewegungen, wie z. B. der Schulterblick beim Autofahren, erheblich eingeschränkt sind. In der Untersuchung unterscheiden wir in der Beweglichkeit der Halswirbelsäule die Fähigkeit zur Drehung, Seit-, Vor- und Rückneigung. Einschränkungen in den verschiedenen Ebenen können auf unterschiedliche Beschwerdeursachen hinweisen.

Wichtig: *Besonders bei einer länger bestehenden Schmerzhaftigkeit in der Rückneigung des Kopfes oder einer einseitigen Schmerzhaftigkeit in der Drehung und Seitneigung sollten Sie Ihren Arzt zwecks einer weiteren Untersuchung konsultieren.*

Test Drehfähigkeit (Rotation)

Stellen Sie sich seitlich vor einen Spiegel. Drehen Sie Ihren Kopf so weit nach rechts, wie es Ihnen möglich ist, ohne dabei die Schultern zu bewegen. Schätzen Sie anhand unserer Skala (S. 22, 23) Ihre Bewegungsfähigkeit und notieren Sie die Ergebnisse. Stellen Sie sich anschließend mit der anderen Schulter zum Spiegel und wiederholen Sie diesen Test in gleicher Weise für die andere Seite.

Testergänzung:

- Variante 1: Greifen Sie beidseits unter Ihren Rippenbogen, heben ihn leicht an und wiederholen Sie den Test.
- Variante 2: Greifen Sie beidseits unter Ihren Bauch, heben ihn an und wiederholen Sie den Test.

Schauen Sie, ob Sie mit diesen beiden Manövern den Kopf weiter drehen können.

Wird die Rotation Ihrer Halswirbelsäule durch eines oder beide Manöver verbessert, liegt die Ursache im Bereich des Brustkorbs bzw. im Bereich der Befestigungen/Aufhängungen der inneren Organe und sollte durch einen osteopathisch ausgebildeten Therapeuten angegangen werden.

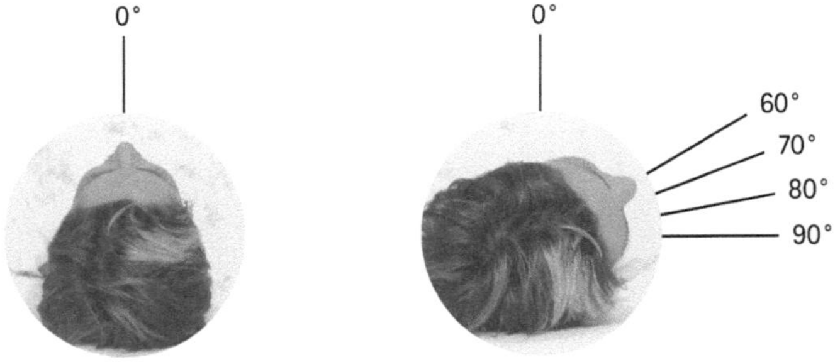

Kopfdrehung; Ansicht von oben

Test Drehung

Bewegungsmaß	< 60°, > 90° oder schmerzhaft	60°–70° oder 80°–90°	70°–80°	Mein Wert
Drehung rechts	0	3	5	(B1)
Drehung links	0	3	5	(B2)

Test Seit-Neigungsfähigkeit (Sidebending / Lateralflexion)

Für die Messung der Seitneigung stehen Sie frontal vor dem Spiegel, neigen den Kopf zu einer Seite (Ohr in Richtung Schulter bewegen) und wiederholen den Test auf der anderen Seite. Auch hier können Sie die Beweglichkeit anhand der vorgegebenen Skala einschätzen.

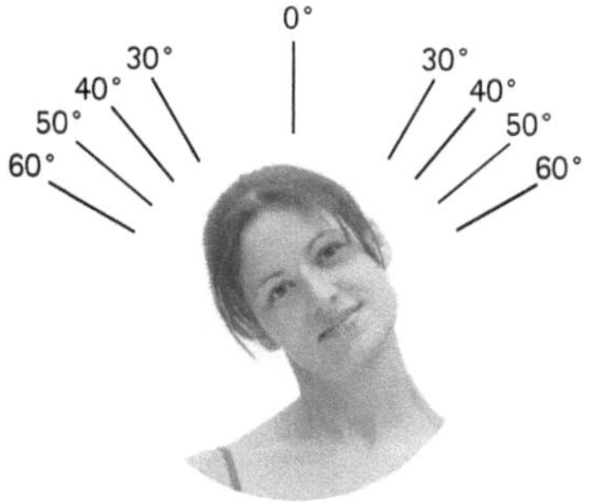

Test Seitneigung

Bewegungsmaß	< 30°, > 60° oder schmerzhaft	30°–40° oder 50°–60°	40°–50°	Mein Wert
Seite rechts	0	3	5	(B3)
Seite links	0	3	5	(B4)
Mein Bewegungsscore (Addieren Sie die Zahlen B1 bis B4 und teilen Sie die Summe durch 2)				

Ursachen von Bewegungsschmerzen und Bewegungseinschränkungen

Fehlhaltungen, chronische Muskelverspannungen, aber auch Muskelverkürzungen und Abnutzungen der kleinen Wirbelgelenke können zu Bewegungseinschränkungen führen. Schmerzen in der Bewegung oder Bewegungseinschränkungen können auf Muskelverspannungen hindeuten. Ein verspannter Muskel reagiert mit Schmerz auf Dehnung und kann damit eine Einschränkung der Bewegung entstehen lassen. Auch Fehlhaltungen der Brustwirbelsäule (starke Kopfvorhaltung) können mit Bewegungseinschränkungen und Muskelverspannungen der Halswirbelsäule verbunden sein.

Einschränkungen auf einer Körperseite haben ihre Ursache z. B. in Abnutzungen an den Wirbelgelenken, den Bandscheiben oder in deutlicheren Fehlhaltungen (Skoliosen). Aber auch Verspannungen, ausgehend vom Beckenring, den Befestigungen bzw. Aufhängungen oder Bindegewebshüllen der inneren Organe, können zu einer ungünstigen Haltung und damit zu einer Bewegungseinschränkung führen.

Wichtig: Mit zunehmendem Alter kann sich die Beweglichkeit der Halswirbelsäule reduzieren. Die Ursache liegt zumeist in einer altersbedingten Abnutzung der Wirbelgelenke und Verkürzung von Muskeln und Sehnen. Bei auffälligen Bewegungseinschränkungen sollten Sie zur weiteren Abklärung immer Ihren Arzt oder Therapeuten befragen.

Die Übungen zur Verbesserung der Beweglichkeit

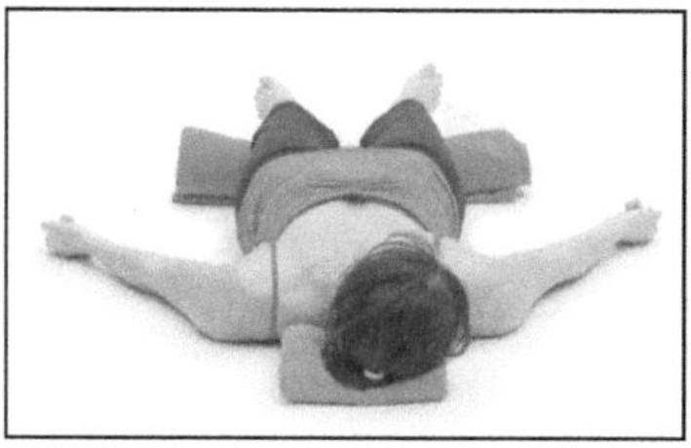

Übung 2

Drehfähigkeit (Rotation)

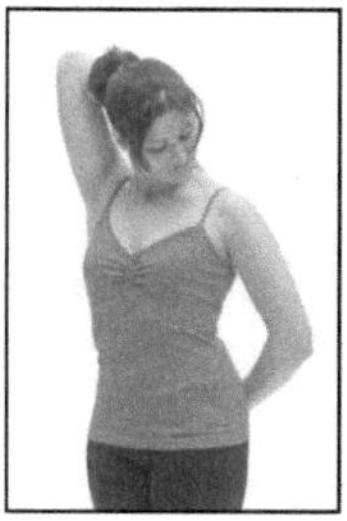

Übung 5

Entspannung und Dehnung des Schulterblatthebers

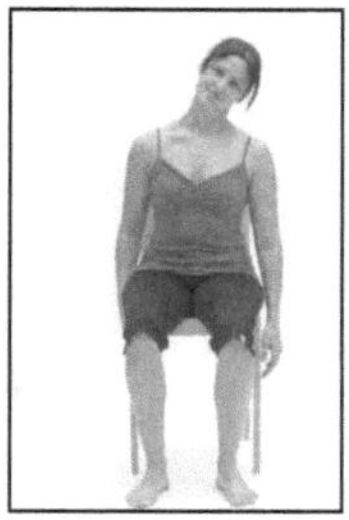

Übung 6

Entspannung und Dehnung des Kapuzenmuskels

Ergänzende Übungen

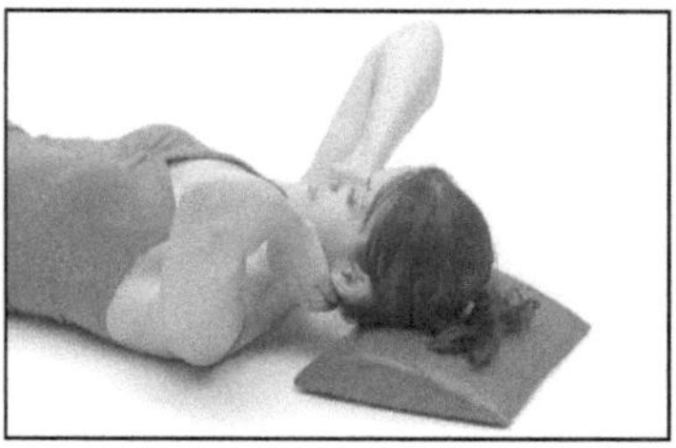

Übung 3

Mobilisation Kopfgelenk

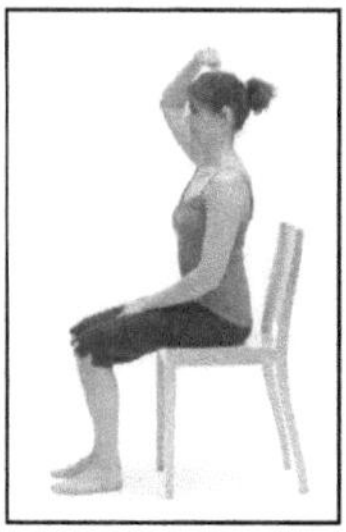

Übung 4

Mobilisation in die Aufrichtung

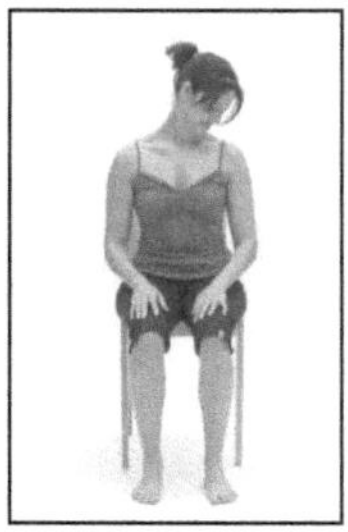

Übung 9

Kombinationsbewegung Beugung – Streckung / Rotation / Seitneigung

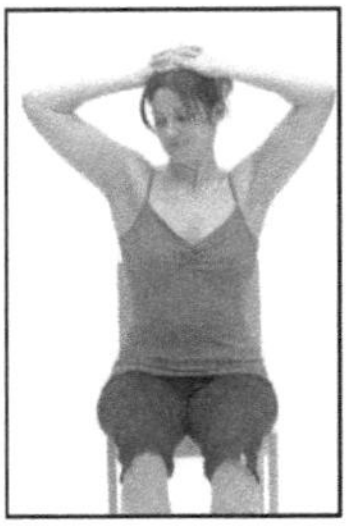

Übung 10

Kombinations-bewegung unter Kompression

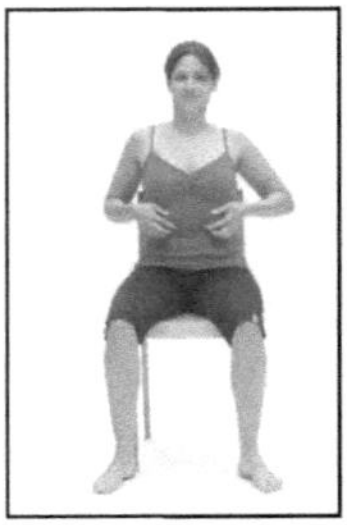

Übung 8

Mobilisation Zwerchfell

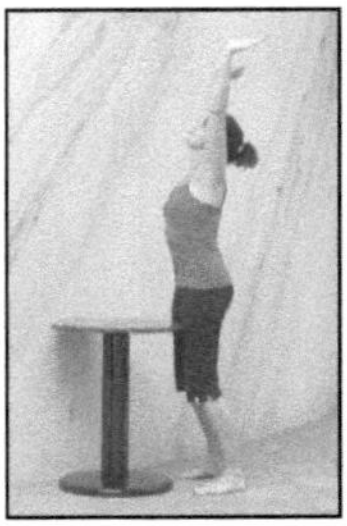

Übung 7

Mobilisation vordere Körperfaszie

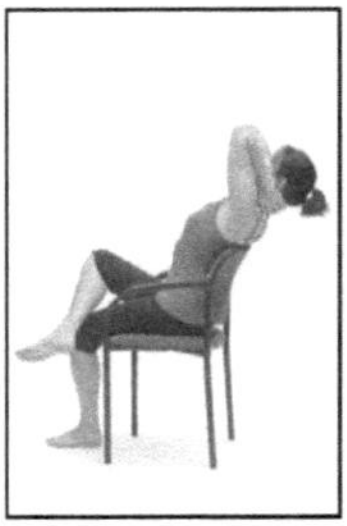

Übung 11

Mobilisation Übergang HWS-BWS

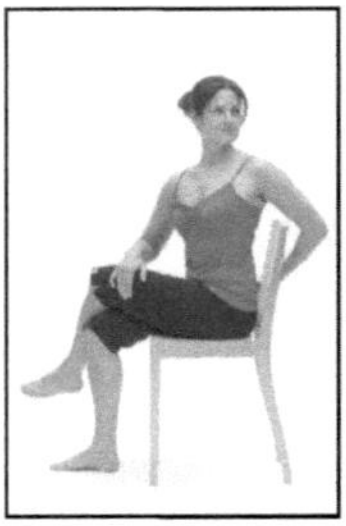

Übung 12

Drehdehnung

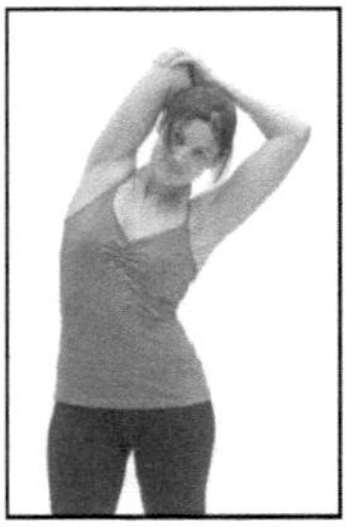

Übung 13

Seitneigung Oberkörper

(Beschreibung der Übungen ab Seite 65)

Selbstcheck Haltung

Die Wirbelsäule hat in der Seitenansicht die Form eines Doppel-S, d.h. eine Krümmung in der Lendenwirbelsäule nach vorne, in der Brustwirbelsäule nach hinten und in der darüberliegenden Halswirbelsäule wieder nach vorne.

Die Stellung der Halswirbelkörper lässt sich zwar nur im Röntgenbild beurteilen, oftmals gelingt es jedoch im Rahmen der äußerlichen Haltungsanalyse, Rückschlüsse auf die Stellung der Halswirbelsäule zu ermöglichen. Neben einer zu geraden Halswirbelsäule, auch als «Streckfehlhaltung» bezeichnet, kann bei zu starker Vorbeugung des Oberkörpers (Vorlage) auch eine vermehrte Krümmung im Übergang zwischen Hals- und Brustwirbelsäule entstehen.

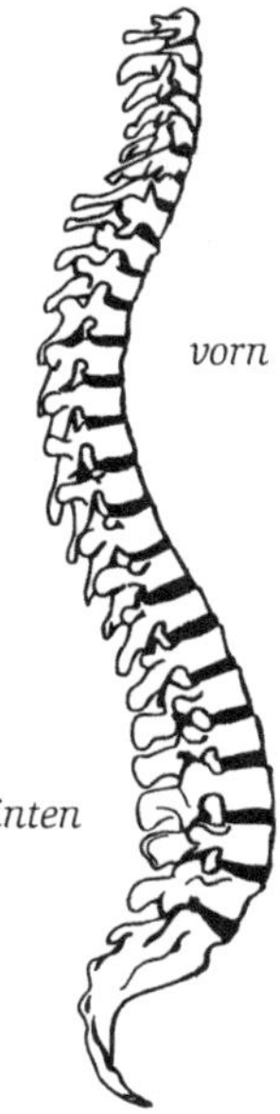

Wirbelsäule von der Seite

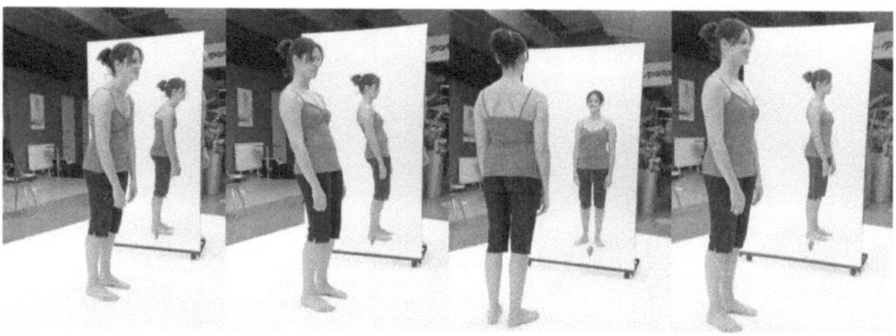

Test Vor- und Rücklage

Stellen Sie sich mit der Mitte der Ferse (Außenknöchel/Sprunggelenk) genau seitlich neben eine senkrechte Linie (z.B. Tür oder Türrahmen). Diese gilt nun als gedachtes Lot. Die senkrechte Linie vom Fuß sollte durch die Mitte Ihres Ohres verlaufen. Befindet sich das Ohr vor dieser Linie, spricht man von einer Oberkörpervorlage, liegt es dahinter, bezeichnet man es als Oberkörperrücklage. Beide Abweichungen bedingen eine Veränderung der Krümmung der Wirbelsäule (Vorlage = verstärkte Krümmung, Rücklage = reduzierte Krümmung).

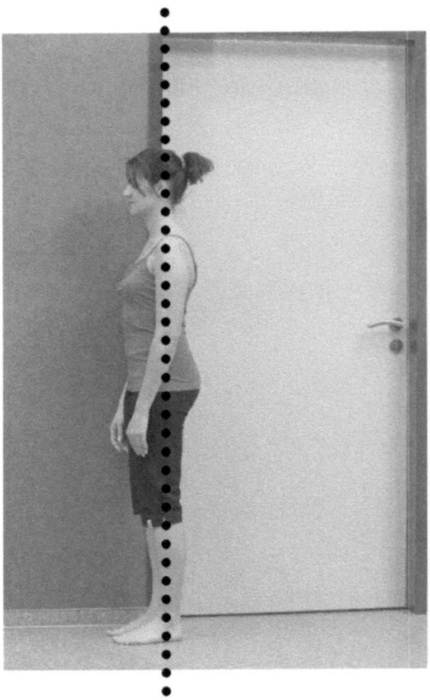

Wichtig: Stellen Sie sich für diesen Test in Ihrer «normalen Haltung» auf. Versuchen Sie nicht, besonders gerade oder aufrecht zu stehen. Bei starken Krümmungen der Wirbelsäule, die durch Gegenkrümmungen ausgeglichen werden, kann der Test fälschlicherweise unauffällig sein.

Test seitliche Körperhaltung (Skoliose)

Die Einschätzung der seitlichen Haltungsverlagerung ist einfacher. Eine gedachte senkrechte Linie (Lot) sollte in der Mitte zwischen beiden Füße beginnen und über den Bauchnabel nach oben genau zwischen beide Augen bzw. über die Nase verlaufen. Im Spiegel können Sie zusätzlich den Stand Ihrer Schultergelenke einschätzen. Diese sollten sich auf gleicher Höhe, aber auch in gleicher seitlicher Position (keine Verdrehung/keine Vor- oder Rückverlagerung) befinden.

Test Vor-Rück-lage (Abstand senkrechte Linie [Lot] – Mitte Ohr)	> 5 cm	3–5 cm	+/- 3 cm	Mein Wert
	0	3	5	(H1)

Test seitliche Haltung (Abstand senkrechte Linie [Lot] – Mitte Nase)	> 5 cm	3–5 cm	+/- 3 cm	Mein Wert
	0	3	5	(H2)

Mein Haltungsscore (Messen Sie die rechte und linke Seite und wählen den kleineren als Mein Wert. Addieren Sie dann die Zahlen H1 und H2)	

Ursachen von Fehlhaltungen

Ausgehend von Ihrem Haltungstyp, findet man bei chronischen Beschwerden, hohen Stressbelastungen oder überwiegend sitzenden Tätigkeiten (PC-Arbeitsplatz) Fehlhaltungen mit Abflachung oder zu starker Krümmung der Halswirbelsäule. Die als Streckfehlhaltung bezeichnete zu gerade Aufrichtung der Halswirbelsäule zeigt nicht nur eine ungünstige muskuläre Spannung, sie führt auch zu einer übermäßigen und ungünstigen Belastung der

Die Übungen zur Verbesserung der Haltung

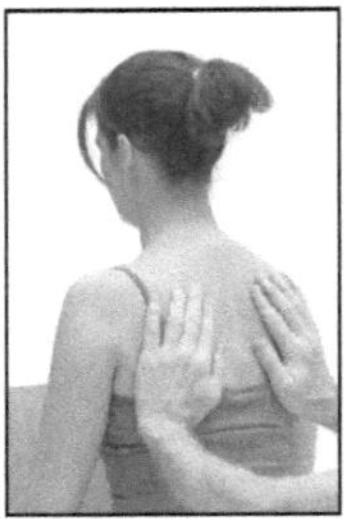

Übung 16

Schulterblatt-stellung

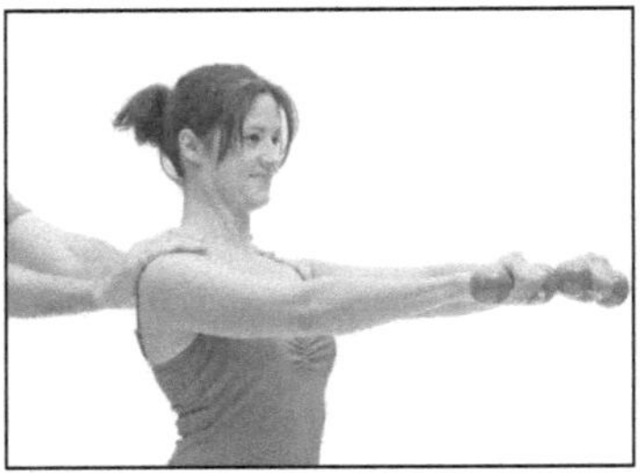

Übung 17

Armheben

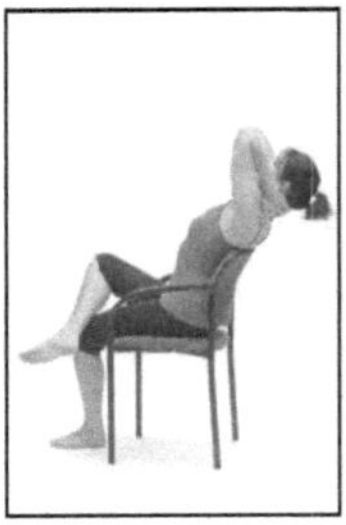

Übung 11

Mobilisation Übergang HWS – BWS

kleinen Wirbelgelenke und Bandscheiben der Halswirbelsäule. Die verstärkte Krümmung dagegen belastet besonders die oberen Wirbelkörper und ist oft mit Kopfschmerzen, Migräne oder Schwindel verbunden.

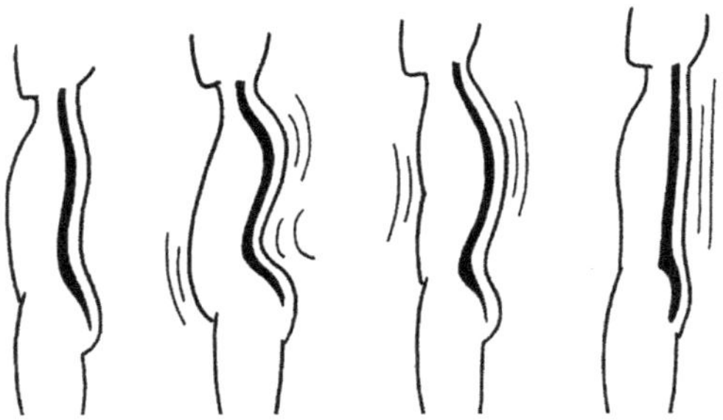

Normale Schwingung der Wirbelsäule — *Hohlrunder Rücken* — *Rundrücken* — *Flachrücken*

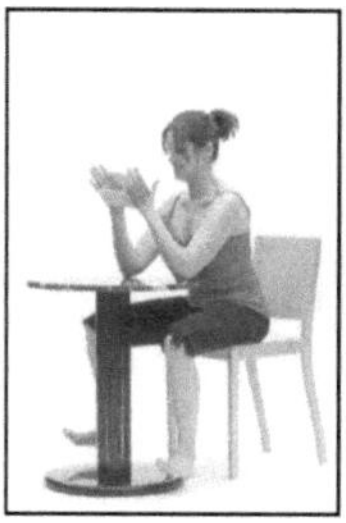

Übung 29

Ganzkörper-spannung

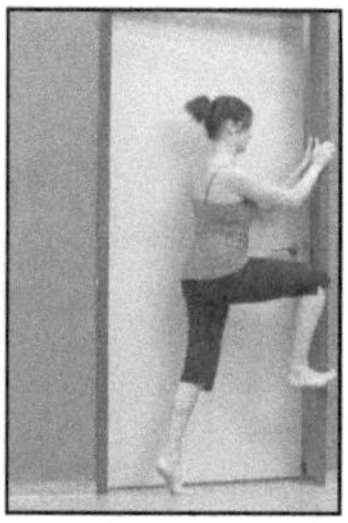

Übung 18

Aufsteigerübung

(Beschreibung der Übungen ab Seite 96)

Selbstcheck Kraft

Die Stabilität und Widerstandskraft der Halswirbelsäule wird entscheidend von den umgebenden Muskeln bestimmt. Die tiefe Halsmuskulatur, direkt an der Wirbelsäule, ist für die Feinsteuerung der Bewegung und die Stabilität der einzelnen Wirbelkörper zueinander verantwortlich. Die mittlere und äußere Muskelschicht ist für die Bewegung und die aufrechte Haltung des Kopfes über dem Rumpf erforderlich. Für die Stabilisierung der Kopfhaltung ist ein feines Gleichgewicht zwischen vorder- und rückwärtiger, aber auch zwischen tiefer und oberflächiger Halsmuskulatur nötig. In den alltäglichen Belastungen muss zusätzlich ein schnelles Umschalten der Muskulatur zwischen Halte- und Bewegungsarbeit erfolgen können.

Test der Kraft der vorderen Halsmuskulatur (Beuger)

Hierzu benötigen Sie eine haushaltsübliche Waage, auf der Sie zum Hautschutz ein Handtuch legen. Sie liegen in Bauchlage auf dem Boden und drücken mit der Stirn auf die Waage. Dabei ist es wichtig, dass die Kraftausübung in Richtung Brustbein erfolgt (gedachte Bewegung eines Kopfnickens) und Sie nur mit der Stirn drücken. Die Hände liegen locker auf dem Boden, ein paralleles Abstützen mit den Händen sollte vermieden werden. Notieren Sie sich den Wert, der bei dem festen Drücken auf der Waage angezeigt wird. (Wichtig: Sollte der Wert nach dem Drücken nicht noch weiter angezeigt werden, benötigen Sie eine zweite Person, die den Wert abliest.)

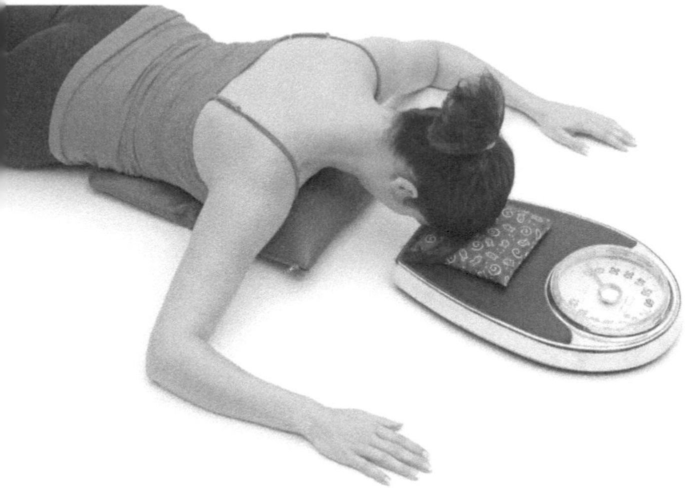

Test der Kraft der hinteren Halsmuskulatur (Strecker)

Die gleiche Übung können Sie in Rückenlage durchführen, indem Sie mit dem Hinterkopf nach hinten drücken. Auch hier ist es wichtig, nicht den Kopf gerade nach unten zu drücken, sondern eine gedachte Nickbewegung nach hinten durchzuführen. Kraftverstärkendes Abstützen mit den Armen und Beinen ist auch hier zu vermeiden.

Test Kraft

Kraft Vorneige	< 7 kg od. schmerzhaft	7–12 kg	> 12 kg	Mein Wert
	0	3	5	(K1)

Kraft Rückneige	< 10 kg od. schmerzhaft	10–16 kg	> 16 kg	Mein Wert
	0	3	5	(K2)

Mein Kraftscore (Addieren Sie die Zahlen K1 und K2)	

Wichtig: *Bevor Sie die Übung mit größerer Kraft durchführen, sollten Sie mehrere Male ein leichtes Anspannen und Drücken des Kopfes in der beschriebenen Weise proben. Der Kraftaufbau ist im eigentlichen Test dann so langsam durchzuführen, dass Sie sich dabei noch wohlfühlen und bei Beschwerden jederzeit sofort aufhören können. Der Test dient nicht dazu, Ihre absolute Maximalkraft festzustellen, er kann jedoch einen groben Überblick Ihrer Kraftfähigkeit ermöglichen.*

Ursachen von Kraftschwächen

Jeder, der schon einmal eine Muskelverletzung oder eine längere Ruhigstellung eines Gelenks erdulden musste, weiß, dass sich die Muskulatur bereits innerhalb weniger Tage zurückbildet. Schon nach 2–3 Wochen können sich erhebliche Unterschiede zwischen dem betroffenen Muskel und dem entsprechenden Muskel auf der anderen Seite des Körpers entwickeln. Im Bereich der Schulter- und Nackenmuskeln führen weniger Verletzungen als vielmehr chronische Fehlbelastungen zu einer Rückbildung der Muskelkraft. Hauptursache sind die überwiegend statischen Belastungen z. B. während des Sitzens am Arbeitsplatz. Die Nackenmuskeln müssen dabei hauptsächlich Haltearbeit verrichten. Es kommt zu selten zu einem Wechsel der Muskelspannung durch Haltungsveränderungen, Körper- oder kräftige Armbewegungen. Die Durchblutung der Muskeln ist durch die Daueranspannung reduziert. Nach und nach entstehen chronische Verhärtungen und Verspannungen, parallel dazu reduziert sich die Fähigkeit des Muskels, Kraft aufzubauen. Veränderungen der Muskelspannung und damit eine Störung der Fähigkeit des schnellen An- und Entspannens der Muskulatur sind weitere Folgen.

Durch die Entlastung und Vermeidung der mit Schmerzen verbundenen Muskelaktivität kann sich die Schwäche der Halsmuskeln weiter verstärken. In diesen Situationen sind manuelle Behandlungen wie Massage oder Osteopathie zwar immer wieder angenehm, aber nur von kurzer Wirkung, da die Ursache der Verspannung dabei nicht behoben wird.

Aus einem falschen Verständnis der Schmerzen werden manchmal über Jahre nur passive Therapien wie Massage, Mobilisierung, Osteopathie u. Ä. durchgeführt, mit der Folge, dass damit zum Teil gravierende Muskelschwächen entstehen. Die Muskulatur ist nach entsprechender Zeit so weit abgeschwächt, dass ein chronisches Schwäche- und Schmerzsyndrom vorliegt. Eine Verbesserung der Situation ist in diesen Fällen nur durch ein vorsichtiges, aber stetiges Training zur Verbesserung der Muskelkraft möglich. Dies kann mehrere Monate dauern und bedarf des täglichen Übens.

In den Untersuchungen unserer Praxis zeigt sich, dass die Nackenmuskeln aufgrund von Daueranspannung am Arbeitsplatz auch in Pausensituationen angespannt bleiben. Es scheint, als hätte sich der Grundwert, ähnlich wie bei einem hohen Blutdruck, auf ein höheres Niveau eingestellt. Der Muskel sollte deshalb auch in seiner Entspannungsfähigkeit und der Fähigkeit des schnellen Wechsels zwischen Anspannung und Entspannung trainiert werden. Hierzu empfehlen sich kurze, aber oft wiederholte Bewegungspausen, z. B. mit Kurzhantelübungen (s. Seite 116).

Die Übungen zur Verbesserung der Kraft

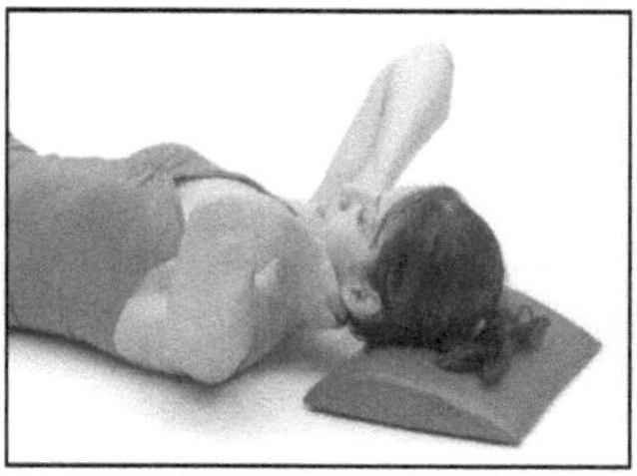

Übung 3

Ansteuerung tiefe Halsbeuger

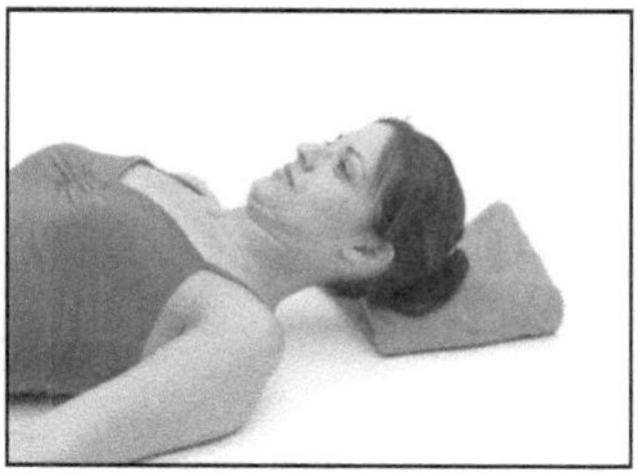

Übung 19

Vordere Halsmuskulatur (Beuger)

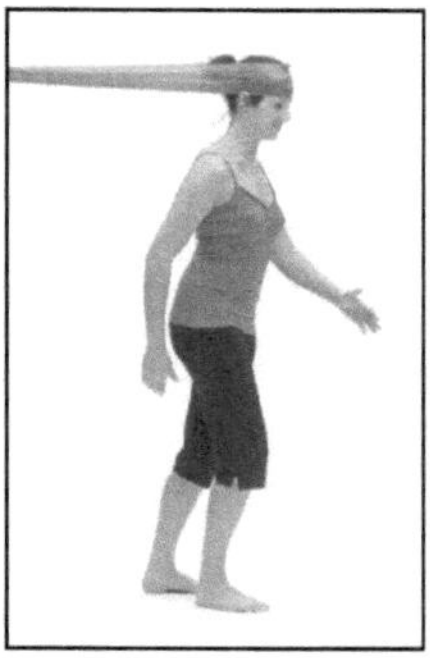

Übung 23

Thera-Band Beuger

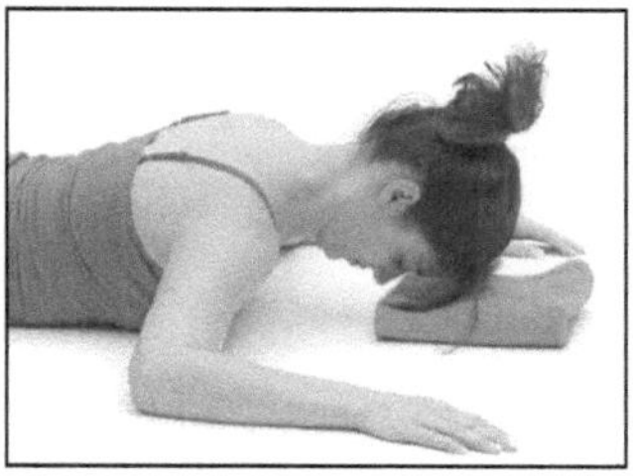

Übung 20

Hintere Halsmuskulatur (Strecker)

Ergänzende Übungen

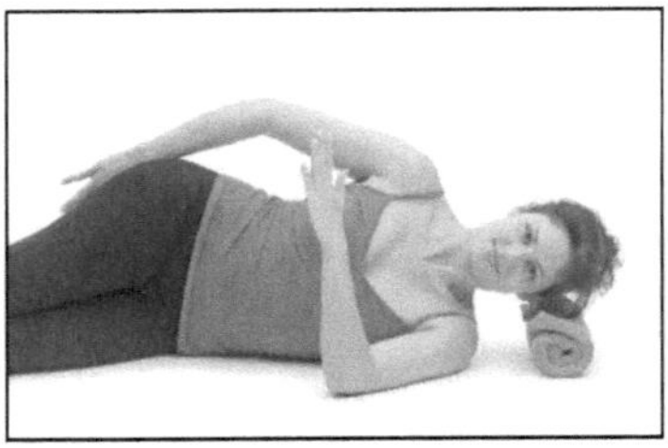

Übung 21

Seitheben

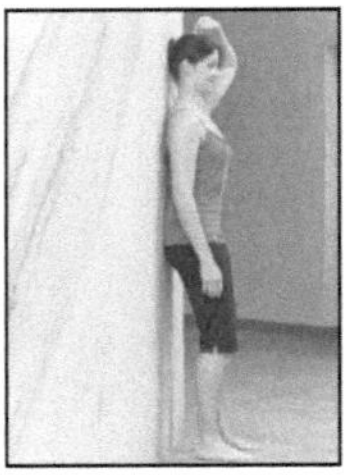

Übung 22

Zervikale neutrale Position

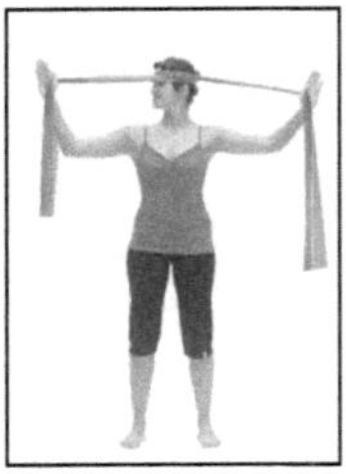

Übung 24

Thera-Band Rotatoren

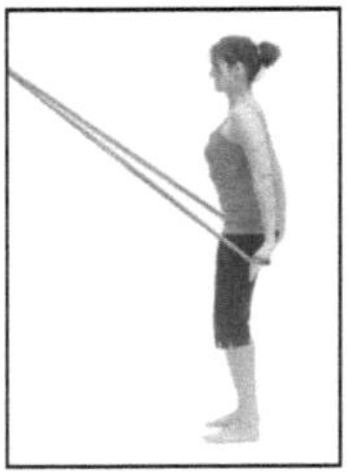

Übung 22

Schulterblatt

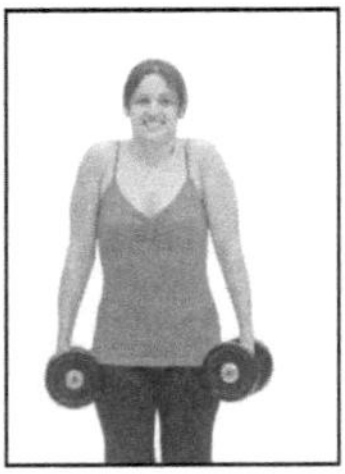

Übung 25

Schulterheben

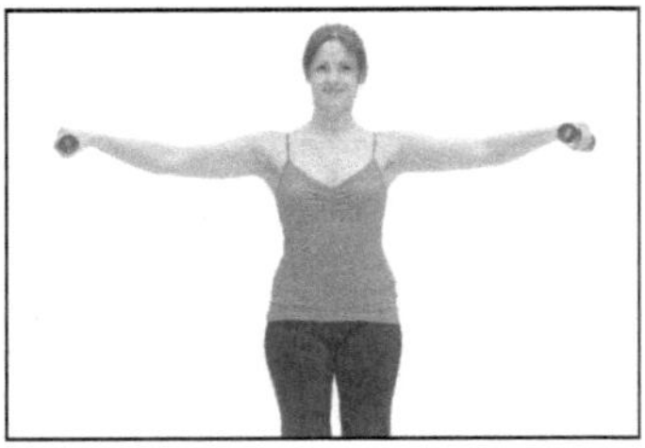

Übung 26

Schulterabduktion

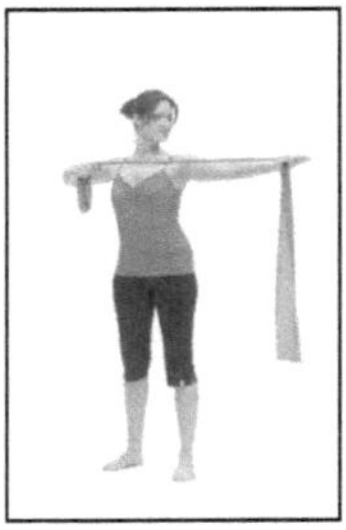

Übung 27

Thera-Band Bogenschießen

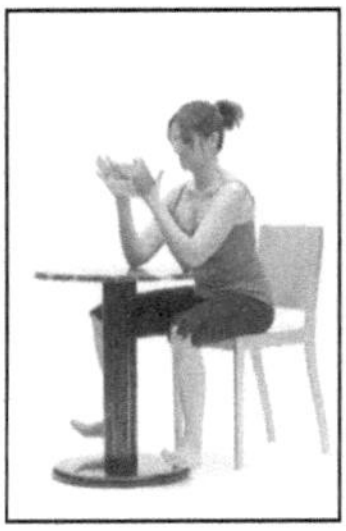

Übung 29

Ganzkörper-spannung

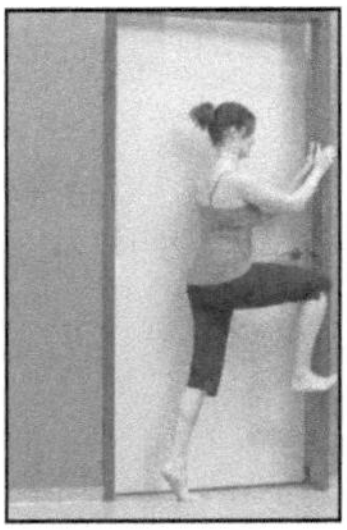

Übung 18

Aufsteiger

(Beschreibung der Übungen ab Seite 102)

Selbstcheck Muskelspannung

Die Muskelspannung lässt sich durch Befühlen, Betasten oder Zusammendrücken eines Muskels beurteilen. Ein optimales Beispiel liefert uns der Bizepsmuskel an der Vorderseite der Oberarme. Wir erkennen einen aktiven Muskel daran, dass er sich verkürzt. Die Sehnen werden zueinandergezogen, der Muskel wird in seiner Mitte dicker, und wir können einen festen Muskelbauch tasten. Sobald sich der Muskel wieder entspannt, ist dieser als weiche und verschiebbare Struktur tastbar. Wie bei allen anderen Organen reagiert auch der Muskel bei Veränderung der körperlichen Belastungen mit Anpassung seiner Länge, Dicke oder Festigkeit.

Test der Muskelspannung

Setzen Sie sich auf einen Stuhl oder Sessel und lehnen Sie Ihren Kopf an der Lehne an. Alternativ können Sie sich auch in Rückenlage auf den Boden legen.

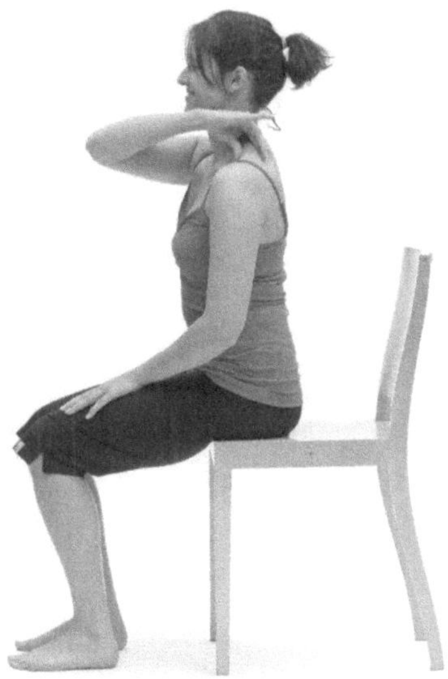

Testen Sie (oder lassen Sie testen) zuerst Ihren Schulter-/Nackenmuskel (Zangengriff mittig zwischen Schultergelenk und Halswirbelsäule). Ein entspannter Muskel ist weich, nicht schmerzhaft und zeigt keine Verhärtungen. Testen Sie den Muskel im Seitenvergleich und bewerten Sie die Spannung, den Druckschmerz und gegebenenfalls die vorhandenen Verhärtungen. Ein guter Vergleich ist der entspannte Oberarmmuskel (Bizeps), in dem es fast nie zu Verhärtungen oder schmerzhaften Verspannungen kommt. Außerdem testen Sie bitte die Muskeln seitlich der Halswirbelsäule.

Test Muskelspannung

Palpation	Starker Druck-schmerz	Verhärtung und/oder Druck-schmerz	Elastisch, weich	Mein Wert
Trapezmuskel	0–1	2–3	4–5	(M1)
Nackenmuskel	0–1	2–3	4–5	(M2)

Mein Muskelscore (Addieren Sie die Zahlen M1 und M2)	

Ursachen von Muskelverspannungen

Hauptursache von Muskelverspannungen und Muskelverhärtungen sind statische Fehlbelastungen aufgrund mangelnder Bewegung. Um die Verspannungen der Schulter-/Nackenmuskulatur besser zu verstehen, müssen wir deshalb die grundsätzlichen Unterschiede zwischen dynamischer Muskelarbeit mit einer Bewegung des Körpers von einer statischen Haltearbeit ohne Bewegung unterscheiden. Die Muskulatur der Halswirbelsäule hat neben statischen Aufgaben (Kopf halten) auch viele dynamische Funktionen, die durch die Verknüpfung der Halsmuskulatur mit der Schulter-Arm-Region entstehen (Kopf bewegen).

Überwiegen statische Anforderungen, ist die Muskulatur im Dauerstress. Die bindegewebigen Fasern und das Muskelgewebe verlieren an Elastizität, da der Wechsel zwischen Anspannung und Entspannung fehlt. Aber auch ausgehend von den Befestigungen der inneren Organe, Fehlbiss des Kiefergelenks oder

Spannungspunkten im Bereich des Schädels, können Muskelverspannungen im Nacken auftreten.

Folgen von dauerhaften Muskelverspannungen

Lang andauernde Verkrampfungs- und Durchblutungsstörungen des Muskels führen zu einer Veränderung der Muskelstruktur bis hin zu Verklebungen und chronischen Verhärtungen. Im schlimmsten Fall kann es zum Umbau von Muskelfasern und zur Einlagerung von Fettzellen kommen. Der entsprechende Muskel kann dann schmerzhaft, stellenweise auch nur sehr stark verhärtet und gelegentlich sogar ohne Empfindlichkeit für Druck sein. Eine zunehmende Funktionsunfähigkeit mit Kraftminderung ist die Folge.

Im Weiteren entstehen dann nicht nur schmerzhafte Verspannungen, sondern die damit einhergehenden Muskelverkürzungen und asymmetrischen Fehlbelastungen führen oft zu einer vermehrten Belastung der kleinen Wirbelgelenke und der Bandscheiben. Wenn dies über Jahre oder Jahrzehnte besteht, können Verschleiß der Bandscheiben, Bandscheibenvorfälle oder Arthrosen der kleinen Wirbelgelenke die Folge sein. Veränderungen, die ihrerseits zu chronischen Schulter-/Nackenbeschwerden, Kopfschmerzen, aber auch zu in den Arm ausstrahlenden Beschwerden, Gefühlsstörungen oder Lähmungen führen können.

Da viele kleinere Nervenfasern zwischen, aber auch durch die Halsmuskulatur zum Kopf, zu den Armen und anderen Teilen des Rumpfes verlaufen, können Veränderungen wie Muskelverspannungen auch zu ausstrahlenden Beschwerden, z. B. Kribbeln der Hände, führen.

Aber auch Kompensationen, d. h. Ausweichbewegungen des Restorganismus, sind die Folge, mit möglichen Verspannungen weit weg vom eigentlichen Ursprungsort.

Die Übungen zur Regulierung der Muskelspannung

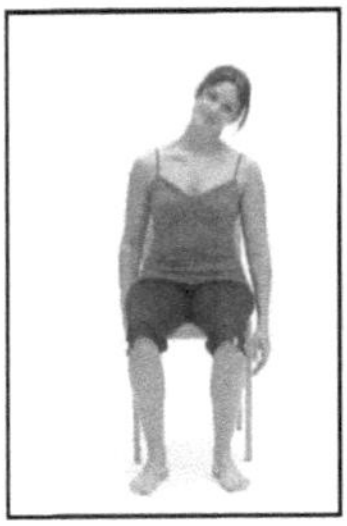

Übung 6

Trapezmuskel

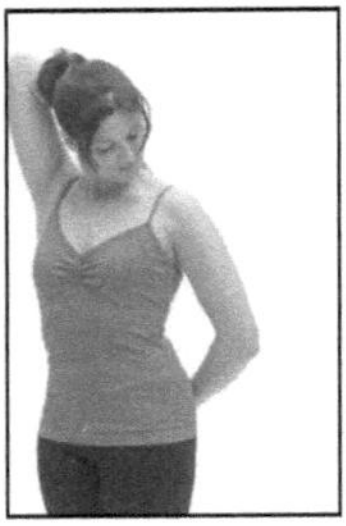

Übung 5

Schulterblatt-heber

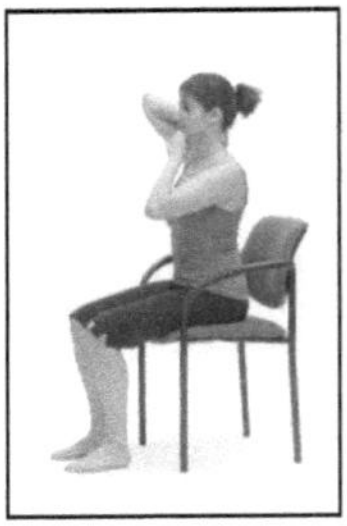

Übung 4

Kurzer Nacken-muskel

Muskelverspannungen frühzeitig entgegenwirken

Wenn Verspannungen über mehrere Jahre oder Jahrzehnte bestehen, ist die Therapie zumeist schwierig. Eine vollständige Rückbildung der Verklebungen und Verhärtungen ist oft nicht mehr möglich. Dabei wäre zu Beginn der Verspannungen eine Behandlung relativ einfach: Je mehr der Muskel wieder bewegt und in seiner ursprünglichen Art durch kurze Bewegungsübungen belastet wird, desto eher lösen sich die Veränderungen. Die Stoffwechsellage und Durchblutung des Muskels verbessert sich, sodass sich im Alltag auftretende kleinere Verspannungen von allein wieder lösen können. Wichtig bei den Übungen ist, dass Sie die Muskeln in verschiedene Richtungen, in unterschiedlicher Intensität und Geschwindigkeit und in kurzen Einheiten von einigen Minuten (mehrmals täglich) aktivieren.

Neben den Übungen im Übungsprogramm können Sie jederzeit zwischendurch so einfache Übungen durchführen wie

- Strecken und Räkeln: Schieben Sie abwechselnd die Hände zur Decke,

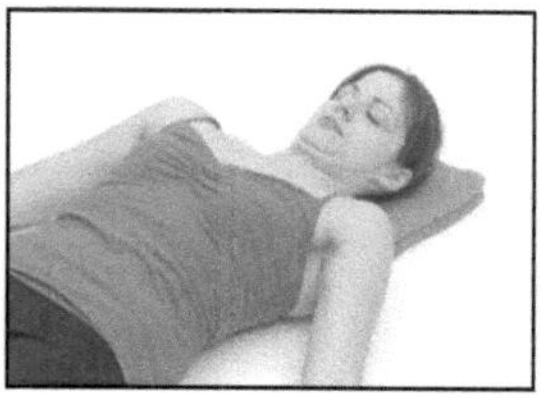

Übung 30

Schulter

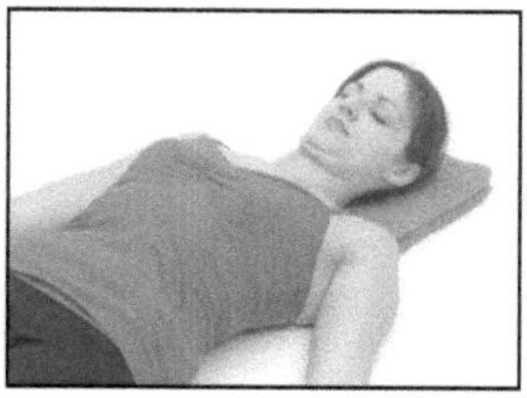

Übung 30

Nacken

(Beschreibung der Übungen ab Seite 126)

- Schulterheben: Heben Sie die Schultern und lassen Sie die Schultern wieder fallen,
- Schulterkreisen: Kreisen Sie die Schultern rückwärts,
- Ausschütteln: Schütteln Sie die Schultern locker aus,
- Armschwingen: Drehen Sie locker den Oberkörper und schwingen Sie die Arme nach rechts und nach links.

Selbstcheck Kiefer

In unserem «motorischen Software-Programm» sind die Aktivität der Kiefermuskulatur und die Bewegungen des Kiefers stellenweise noch spürbar mit der Nackenmuskulatur verbunden. Gerade bei chronischem Zusammenpressen der Zähne, nächtlichem Zähneknirschen oder anspannungsbedingter Verkrampfung der Kiefer- und Kaumuskulatur (Zähne zusammenbeißen) entsteht oft eine lang anhaltende Spannung der Nackenmuskulatur.

Wahrnehmung der Koaktivierung von Kau- und Nackenmuskulatur

Wenn Sie die Verbindungen zwischen Kau- und Nackenmuskulatur erspüren möchten, legen Sie die drei mittleren Finger der rechten und linken Hand jeweils seitlich neben die Halswirbelsäule, pressen Sie die Zähne erst mehrmals kurz hintereinander, sowie später lang anhaltend für 5–10 Sekunden zusammen. Wenn Sie dabei eine Anspannung des hinteren Halsmuskels (Verhärtung) als Zeichen der Mitaktivierung der Nackenmuskeln feststellen, besteht möglicherweise eine zu hohe Aktivität der Nackenmuskeln. In diesem Fall sollten Sie einen Spezialisten für eine entsprechende Untersuchung aufsuchen.

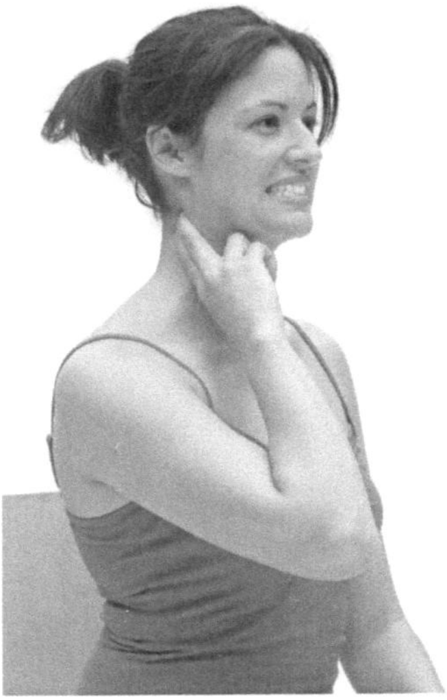

Selbsttest Kiefergelenk

Direkt vor dem Ohr befindet sich das Kiefergelenk; versuchen Sie, mit den Fingerkuppen des Zeige- und Mittelfingers diesen Bereich zu erkunden, um beim Öffnen und Schließen des Mundes das Kiefergelenk zu finden. Vergleichen Sie nun die Bewegungen zwischen der rechten und linken Kieferseite, indem Sie zeitgleich den rechten Mittel- und Zeigefinger auf das rechte Kiefergelenk und die gleichen Finger der linken Hand auf das linke Kiefergelenk legen. Öffnen und schließen Sie den Mund zunächst langsam, später schneller. Die erspürte Bewegung sollte auf beiden Seiten gleich weit nach unten gehen. Geräusche, Knacken oder asymmetrisches Öffnen des Kiefergelenks können Zeichen einer ungünstigen Muskelspannung, einer Bissasymmetrie oder einer Kiefergelenkstörung sein.

Überprüfen Sie nun auch die Beweglichkeit des Unterkiefers, indem Sie den Kiefer bei leicht geöffnetem Mund nach rechts und links verschieben. Messen Sie anschließend, wie weit Sie den Mund öffnen können (ca. 5 cm bzw. 3 Finger breit).

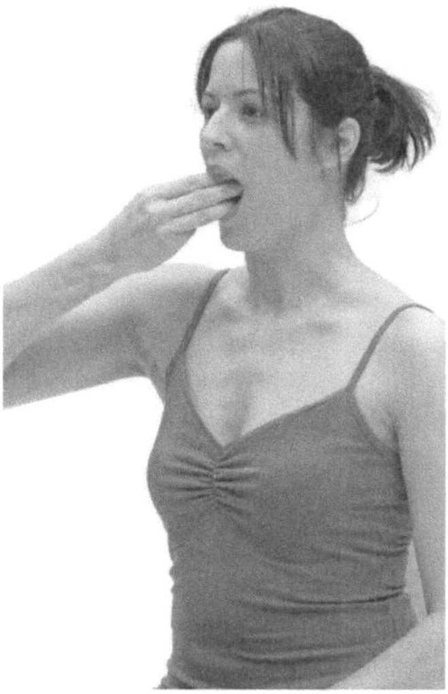

Selbsttest Kiefermuskel (Masseter-Muskel)

Etwas vor dem Kiefergelenk befindet sich der große Kaumuskel (Masseter). Diesen können Sie am besten ertasten, indem Sie bei geschlossenem Mund mehrmals hintereinander die Zähne fest aufeinanderbeißen. Im Zusammenpressen der Zähne spannt sich dieser Muskel, der vom Oberkiefer gerade nach unten zum Unterkiefer läuft, an und ist als länglicher Muskelbauch tastbar. Der Muskel sollte weder im entspannten noch im angespannten Zustand druckschmerzhafte Zonen aufzeigen, bei entspanntem Kiefer sollte es zu einer vollständigen Entspannung und Weichheit dieses Muskels kommen.

Test Kiefergelenk und Kaumuskel

Druckempfind-lichkeit	Starker Druck-schmerz	Leichter Druck-schmerz	Kein Druck-schmerz	Mein Wert
Kiefergelenk	0	3	5	(K1)
Kaumuskel	0	3	5	(K2)

Symmetrie des Mundöffnens	Starke Asym-metrie	Leichte Asym-metrie	Sym-metrisch	Mein Wert
	0	3	5	(K3)

Mundöffnung	Stark ein-geschränkt (< 3cm)	Leicht ein-geschränkt (3–4 cm)	Unauffällig (> 5 cm)	Mein Wert
	0	3	5	(K4)

Mein Kieferscore (Addieren Sie die Zahlen K1 bis K4 und teilen Sie die Summe durch 2)	

Ursachen von Schulter-/Nackenbeschwerden bei Kiefer- und Kaumuskelfunktionsstörungen

Eine erhöhte Spannung der Nackenmuskeln kann auf Basis einer Funktionsstörung des Bisses, z.B. als Folge unterschiedlicher Zahnkontakte oder einer zahn- bzw. kieferärztlichen Behandlung, entstehen. Insbesondere durch Seitendifferenzen von Zahnfüllungen, nach Zahnspangen-Behandlungen, Prothesen oder Inlay-Versorgungen entwickelt sich möglicherweise eine leichte Seitendifferenz im Zusammenpressen der Zähne. Die sich daraus ergebenden unterschiedlichen Spannungen der Kaumuskulatur führen ihrerseits zu erhöhten Aktivitäten der Nackenmuskulatur. Dies kann durch eine generelle Tendenz des Zusammenpressens der Zähne (Zähneknirschen – Bruxismus) weiter verstärkt werden. Neben diesen mehr biomechanisch bedingten Ursachen können auch stressbedingte Mechanismen wie hohe körperliche Anspannung oder starke psychische Belastung zu einer vermehrten Spannung der Kaumuskulatur und dann reaktiv zur Anspannung der Nackenmuskulatur führen. Die Mechanismen zur Aktivierung der Kaumuskulatur sind tief in unserem motorischen Programm verankert und werden umgangssprachlich als «Zähne zusammenbeißen» beschrieben. Wir sprechen dann von einer sog. Craniomandibulären Dysfunktion (CMD). Die Verknüpfung zwischen Kaumuskulatur und Nackenmuskulatur ergibt sich sehr wahrscheinlich als Folge noch älterer, in unserem Stammhirn abgespeicherter Bewegungsmuster, die aus Zeiten stammen, in denen die Nahrung noch wesentlich aktiver zermahlt und zertrennt werden musste. In extremer Ausprägung finden sich diese Verknüpfungen bei Tieren, bei denen das Zubeißen auch gleichzeitig die Nahrung zerteilt (Reißen).

Auch im Zusammenspiel zwischen Kiefer-, Kau- und Nackenmuskulatur ergibt sich die ungünstige Belastung des Körpers nicht durch das einmalige oder auch mehrfache kurzfristige Aktivieren der Muskulatur, sondern durch chronische und lang anhaltende Stress- oder Fehlbelastungen. In der Folge können die gleichen Veränderungen und Störungen der Nackenmuskulatur auftreten, wie sie schon in dem Kapitel Muskelverspannungen beschrieben wurden.

Die Übungen zur Lockerung der Kiefer-/Kaumuskulatur

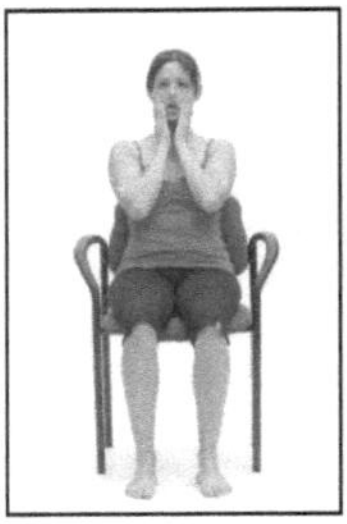

Übung 14

Mobilisation Kiefergelenk

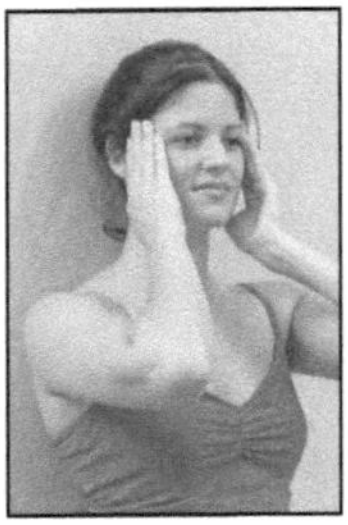

Übung 32

Selbstmassage Gesichtsmuskulatur

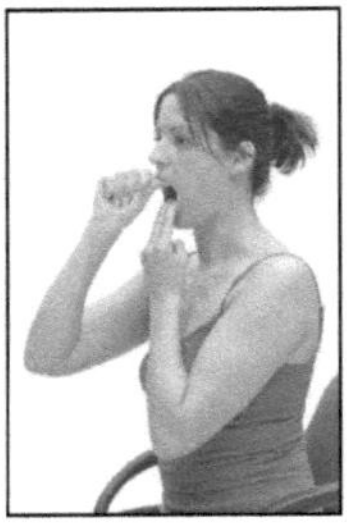

Übung 15

Aktive Mundöffnung

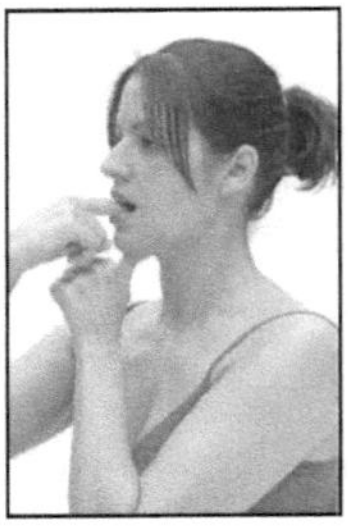

Übung 35

Entspannung Mundboden

(Beschreibungen der Übungen ab Seite 93)

Selbstcheck Stress

Die Wahrnehmung und Bewertung von Stress kann stark variieren und wird von vielen Faktoren beeinflusst. Unter Stress kommt es, unabhängig davon, ob dieser durch äußere Faktoren wie Termindruck, Arbeitsbelastung, Arbeitslosigkeit, familiäre Situation oder durch innere Faktoren wie Unsicherheit, Unzufriedenheit oder Krankheit ausgelöst wird, zu körperlichen Veränderungen, die sich in verschiedenen Organsystemen äußern.

Für die Halswirbelsäule und den Schulter-Nacken-Bereich bedeutet dies, dass sich der Hauptnackenmuskel (Trapezius) unter Stress anspannt, die nach oben und unten weiterführende Muskulatur ebenfalls die Spannung erhöht und die Körperhaltung sich dahingehend verändert, dass sich die Schultern zum Schutz der inneren Organe (Herz und Lunge) nach vorn verlagern.

Stressempfinden, Zufriedenheit, Wohlbefinden oder Angst sind die wichtigsten Parameter zur Beurteilung einer allgemeinen Stressbelastung. Stress kann vorhandene Beschwerden verstärken, latente Symptome auslösen, in einzelnen Fällen kann es auch nur durch Stress zu körperlichen Symptomen oder Krankheiten kommen.

Meine Stressbelastung

Bitte schätzen Sie Ihre Stressbelastung in den verschiedenen Bereichen aus dem Gefühl heraus auf einer Prozentskala ein. 0 % entspricht dem vollständigen Fehlen von Stress, 100 % entsprechen einer sehr hohen Stressbelastung.

Die Bewertung erfolgt auf einer Skala von 1 – 10. Zur besseren Übersichtlichkeit haben wir die Tabellen in drei Abschnitte geteilt, innerhalb deren Sie selbst entscheiden, welchen Wert Sie für sich wählen. Schätzen Sie Ihre Stressbelastung im Bereich Familie z. B. mit 30 % ein, sollten Sie die Zahl 7 als Ihren Wert wählen; wäre die Stressbelastung 0 %, sollte der Wert 10 gewählt werden. Sollten Sie sich unsicher sein, ob Ihre subjektive Einschätzung die richtige ist, fragen Sie Freunde oder Angehörige, die Sie gut kennen, direkt oder auch nur vor Ihrem inneren Auge, wie deren Einschätzung für Sie ausfallen würde. Nehmen Sie anschließend einen Mittelwert, mit dem Sie sich am ehesten einverstanden fühlen.

Erläuterungen zu den einzelnen Bereichen:

Familie

Stressbelastungen können durch Konflikte zwischen einzelnen Familienmitgliedern, Überlastung durch pflegebedürftige Angehörige, soziale oder finanzielle Nöte entstehen. Auch Unzufriedenheit mit der familiären Situation, Erkrankungen, Beziehungsschwierigkeiten, ungewolltes Alleinsein, Tod oder Trennung können mit hohen Stresswerten verbunden sein.

Partnerschaft

Konfliktsituationen, Teilbereiche der Beziehung, mit denen man unzufrieden ist, an die man sich aber gewöhnt hat, offene Konflikte, aber auch fehlende Zeit für Zweisamkeit und ungewolltes Single-Dasein können erhebliche Stressbelastungen darstellen.

Arbeitsplatz

Die meisten Menschen verbringen einen großen Teil ihres Lebens am Arbeitsplatz; die Zufriedenheit mit den Arbeitstätigkeiten, den Umständen am Arbeitsplatz und den Arbeitsinhalten ist von erheblicher Bedeutung für Gesundheit und Wohlbefinden. Unzufriedenheit führt auch hier zu Stressbelastungen und Muskelverspannungen.

Kollegen / Chef

Neben der Familie ist das personelle berufliche Umfeld ein entscheidender Faktor. Mobbing, Sympathie und Antipathie sind wichtige Faktoren zur Einschätzung der beruflichen Stressbelastung.

Soziale Kontakte

Neben Familie und Kollegen kann die Zeit mit Freunden und Bekannten eine wesentliche Bereicherung oder, bei fehlendem sozialen Netzwerk, eine hohe Belastung für das Leben darstellen. Stress in anderen sozialen Bereichen, wie in der Familie oder am Arbeitsplatz, könnte zu einem großen Teil damit aufgefangen werden. Je größer die Zufriedenheit in der Familie oder am Arbeitsplatz ist, desto weniger wichtig ist in der Regel die Unterstützung in anderen Bereichen.

Stress / Belastung

Wie hoch ist Ihre Stressbelastung in diesen Bereichen?	80–100 %	50–70 %	< 50 %	Mein Wert
Familie	0–2	2–6	7–10	(P1 a)
Partnerschaft	0–2	2–6	7–10	(P2 a)
Arbeitsplatz	0–2	2–6	7–10	(P3 a)
Kollegen / Chef	0–2	2–6	7–10	(P4 a)
Soziale Kontakte	0–2	2–6	7–10	(P5 a)

Bewerten Sie nun auch Ihr Repertoire an stressabbauenden Aktivitäten und Ihre Zufriedenheit; hier entspricht 0 % einer sehr großen Unzufriedenheit, 100 % wählen Sie, wenn Sie rundum zufrieden sind.

Zufriedenheit / Wohlbefinden

Wie hoch ist Ihre Zufriedenheit in diesen Bereichen?	< 50 %	50–70 %	80–100 %	Mein Wert
Familie	0–2	2–6	7–10	(P1 b)
Partnerschaft	0–2	2–6	7–10	(P2 b)
Arbeitsplatz	0–2	2–6	7–10	(P3 b)
Kollegen / Chef	0–2	2–6	7–10	(P4 b)
Soziale Kontakte	0–2	2–6	7–10	(P5 b)

Meine Stresswertung: Der Gesamtwert für die einzelnen Unterpunkte ergibt sich immer, indem Sie den Wert für die Stressbelastung und den Wert für die Zufriedenheit addieren und anschließend durch 2 teilen.

Beispiel: An Ihrem Arbeitsplatz besteht eine 100 % ige Stressbelastung, gleichzeitig fühlen Sie sich aber 100 % zufrieden. Die

Stresssituation wird also von Ihnen als sehr positiv bewertet; dies schwächt die negativen Wirkungen von Stress ab, ohne dass jedoch alle negativen Stressauswirkungen auf das Immunsystem und die Muskulatur dadurch aufgehoben würden. Die Gesamtbewertung für den Bereich Arbeitsplatz muss deshalb mit 50 %, das entspricht 5 Punkten, eingetragen werden.

Mein Stress-Zufriedenheitsscore

Bereich	Mein Wert		Mein Gesamtwert
Familie	(P1a)	(P1b)	
Partnerschaft	(P2a)	(P2b)	
Arbeitsplatz	(P3a)	(P3b)	
Kollegen/Chef	(P4a)	(P4b)	
Soziale Kontakte	(P5a)	(P5b)	

(Addieren Sie für jeden Bereich die Werte A und B und teilen Sie die Summe durch 2)	

Ursachen und Folgen einer hohen Stressbelastung

Aus der Hirnforschung wissen wir, dass Stress in den entwicklungsgeschichtlich älteren Anteilen unseres Gehirns (dem limbischen System) Nervenaktivitäten auslöst, welche, noch bevor wir den Stress bewusst wahrnehmen, zu Veränderungen der Hormonregulation, der Körperhaltung, der Muskelaktivität, des Herz-Kreislauf-Systems und der Durchblutung führen. Die Intensität der Veränderungen ist dabei zumeist an die Höhe der Stresswahrnehmung gekoppelt. Die von dieser Gehirnregion gesteuerten Stoffwechselvorgänge tragen entwicklungsbiologisch gesehen noch evolutionären Charakter, d. h., sie lösen Mechanismen aus, die dem Überleben dienen sollen. In der frühen Entwicklungsgeschichte war Stress zumeist mit einer körperlichen Bedrohung durch äußere Faktoren wie z. B. Angriffe durch Feinde und Tiere oder Naturveränderungen bedingt. Menschen, die auf diese Stressreaktion schnell durch Angriff, Weglaufen oder Anpassung reagieren konnten, hatten dabei wesentliche Vorteile. Da sich die Grundstrukturen des Gehirns in diesem Bereich nicht verändert haben, führt auch heute Stress noch dazu, dass im Körper alle Mechanismen aktiviert werden, die Energie für ein Flucht- oder Angriffsverhalten bereitstellen. Einiges davon können Sie bei sich selbst unter Stress, zumindest in Ansätzen, beobachten.

Wir wissen aber auch, dass sich unsere Wahrnehmung und unser Bewusstsein unter Stress verändern, es entsteht eine Konzentration bzw. Einengung der Wahrnehmung auf die den Stress auslösende Situation. Andere, weniger lebenswichtige Dinge werden ausgeblendet, d. h. nicht wahrgenommen.

Durch die vorherrschenden Stressbelastungen, die nicht so bedrohlich sind, dafür aber von länger anhaltender Dauer, entstehen mehr chronische Verspannungen. Auch Stoffwechselstörungen wie Bluthochdruck, Diabetes und Fettstoffwechselstörungen werden gefördert. Bei unseren frühen Vorfahren konnte sich die in solchen Stresssituationen bereitgestellte Energie durch eine entsprechende körperliche Handlung, wie Flucht oder Angriff, lösen. Wir können daraus schließen: Je mehr wir Stress durch körperliche Bewegung abbauen können, desto niedriger sind die schädlichen Einflüsse auf unseren Stoffwechsel und unsere Gesundheit.

Übrigens: Wenn Sie den Stress positiv bewerten, sind die ungünstigen Auswirkungen auf den Stoffwechsel zwar geringer, bei zunehmender Dauer können sich aber auch bei positiv erlebtem Stress erhebliche Auswirkungen auf den Körper bemerkbar machen.

Selbstcheck Belastung und Regeneration

Neben unserer Haltung, den Funktionen der Halswirbelsäule und den psychosozialen Umweltfaktoren sind unsere Belastungen am Arbeitsplatz, in Sport und Freizeit, aber auch die Art, wie Regenerationsmöglichkeiten genutzt werden, weitere Hinweise und Vorhersage-Indikatoren, die eine Einschätzung der Beschwerden an Hals und Nacken ermöglichen. Eigentlich sollten Belastung und Erholung in einem ausgeglichenen Verhältnis zueinander stehen: Bei Überwiegen der Belastungen sind die Regenerationszeiten für Muskel, Sehnen, Bänder und Bandscheiben unter Umständen zu gering. In der Folge können Entzündungen und Abnutzungen (Arthrose) entstehen. Aber auch zu viel Ruhe kann zur Rückbildung wichtiger Muskeln sowie Sehnen und Knochen führen und damit zu Schmerzen und Entzündungen beitragen.

Bitte schätzen Sie auch hier für die einzelnen Bereiche Ihren Belastungsgrad oder den Erholungs- / Regenerationswert aus dem Gefühl heraus ein. Sollten in einem Bereich die Belastungsfaktoren überwiegen, liegt der Wert zwischen 0–50 %, überwiegen die positiven Einflüsse, sollte der Wert zwischen 50–100 % liegen.

Belastung / Regeneration

Selbsteinschätzung	< 50 %	50–70 %	80–100 %	Mein Wert
Ergonomie am Arbeitsplatz	0–3	4–6	7–10	(R1)
Freizeit / Regeneration	0–3	4–6	7–10	(R2)
Ernährung	0–3	4–6	7–10	(R3)
Bewegung / Sport	0–3	4–6	7–10	(R4)
Entspannung / Spiritualität	0–3	4–6	7–10	(R5)

Ergonomie – Körperliche Belastung am Arbeitsplatz

Monotone Körperhaltungen führen zu statischen Überlastungen an Muskeln, Sehnen und Bändern. Hat Ihr Körper die Möglichkeit, während der Arbeit wechselnde Bewegungen auszuführen? Arbeiten Sie an einem ergonomischen Arbeitsplatz? Können Sie regelmäßige Bewegungspausen durchführen? Müssen Sie täglich längere Zeit im Auto oder in Besprechungen sitzen?

Beispiel:

- Regelmäßiges Stehen, Gehen, Sitzen, auch körperliche Tätigkeiten: 7–10 Punkte (80–100 %)
- PC-Arbeit an nicht ergonomischem Arbeitsplatz mit viel Telefonkontakt, keine Bewegungspausen: 0–3 Punkte (< 50 %)

Freizeit/Regeneration

Haben Sie genug Zeit, sich zu regenerieren? Wie groß sind Ihre wirklichen Erholungszeiten? Konzentrieren Sie Ihre ganze Erholung auf den Urlaub, oder haben Sie sich jeden Tag 10–15 Minuten als Erholungsfenster eingerichtet, in denen Sie abschalten und regenerieren können? Bitte bewerten Sie hier, ob Sie ausreichend schlafen können.

Ernährung

Eine ausgeglichene Ernährung unter Berücksichtigung von vollwertigen Nahrungsmitteln und natürlichen Bionahrungsmitteln kann die Regeneration unseres Körpers wesentlich unterstützen. Die Ernährung muss dabei an die täglichen Herausforderungen angepasst sein. Körperlich tätige Menschen benötigen andere Stoffe als überwiegend sitzende Menschen. Bitte bewerten Sie unter diesem Punkt auch, wie viel Zeit Sie sich für das Essen nehmen und wie regelmäßig Sie essen.

Bewegung / Sport

In diesem Punkt tragen Sie bitte Ihren generellen Bewegungsumfang ein. Neben den Bewegungen, die Sie am Arbeitsplatz durchführen, spielen auch das Bewegungsverhalten in der Freizeit und das funktionsbezogene Bewegen eine wichtige Rolle. Üben Sie Sportarten aus, die sich eher schädlich auf den Nackenbereich auswirken können (sitzend, Zwangshaltungen)? Bewegen Sie sich genug, d. h., gehen Sie beispielsweise mindestens 30 Minuten / Tag?

Beispiel:

- Wenn Sie mit dem Auto zum Arbeitsplatz fahren, dort nur sitzend tätig sind, keinen oder unregelmäßig Sport betreiben, sollten Sie hier 0–3 Punkte eintragen. Falls Sie mit dem Fahrrad zur Arbeit fahren, während der Arbeitstätigkeit regelmäßig zwischen Stehen, Gehen und Sitzen wechseln können und sich täglich mindestens 30 Minuten zügig bewegen (Sport oder Spazierengehen), können Sie zwischen 8 und 10 Punkten eintragen.

Entspannung / Spiritualität

Wenn wir entspannt sind, vertragen wir größere Belastungen und erholen uns schneller. Fehlende Entspannung führt zu Verspannungen und begünstigt chronische Schmerzen. Gelebte Spiritualität, Glaube an eigene Werte und ein in innerer Harmonie geführtes Leben sind wesentliche Faktoren, die entscheidend zur Bewältigung von Belastungen und Krankheiten beitragen (Fachbegriff: Salutogenese).

Übungen zum besseren Umgang mit Stress

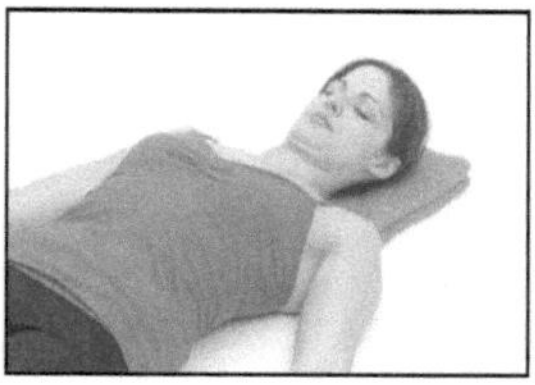

Übung 30

Nacken

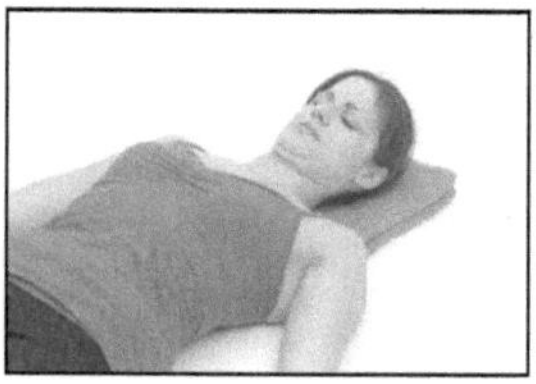

Übung 30

Gesicht 1

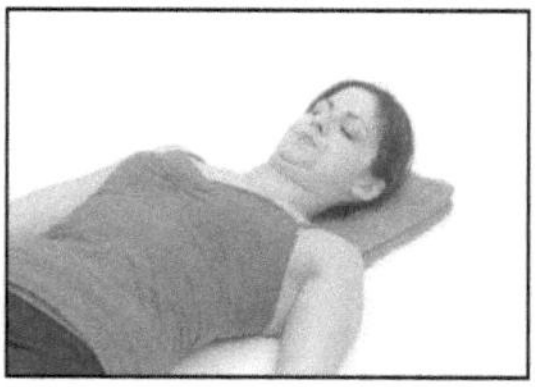

Übung 30

Gesicht 2

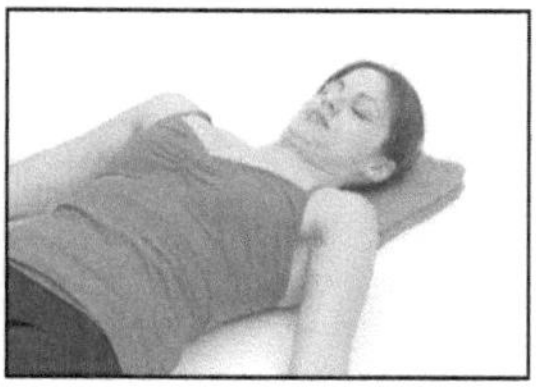

Übung 30

Schulter

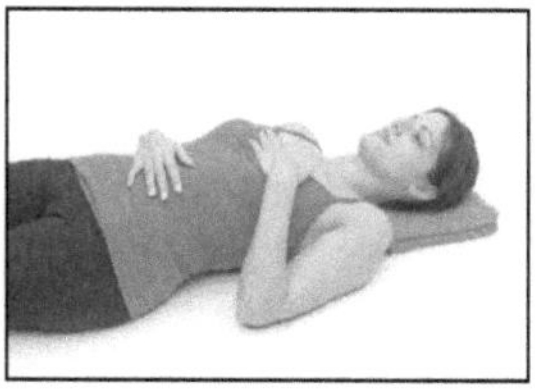

Übung 31

Atementspannung

(Beschreibung der Übungen ab Seite 126)

Testauswertung

Tragen Sie nun Ihre Punktwerte in die einzelnen Felder des Bogens (S. 60) ein, und Sie erhalten eine Skala, die Ihnen einen guten Überblick über Ihre Beschwerden und die damit zusammenhängenden Faktoren ermöglicht. Durch die Einteilung in die verschiedenen Funktions- und Zusammenhangsbereiche ist es Ihnen möglich, eine für Ihre individuelle Situation richtige Strategie zur Rückbildung Ihrer Beschwerden und Förderung eines gesunden Nackens zu finden.

Haben Sie zum Beispiel im Bereich «Funktion» niedrige Werte und in allen anderen Bereichen gute und ausreichende Punkte, wird alles, was zu einer Verbesserung der Bewegung und Beweglichkeit führt, insbesondere die Übungen ab Seite 65, wichtig sein.

Sind Ihre Werte im Bereich «Funktion» und «Bewegung» dagegen überwiegend unauffällig, bestehen aber niedrige Werte im Segment «Stress / Zufriedenheit», besteht möglicherweise ein hoher Zusammenhang Ihrer Beschwerden mit belastenden Lebenssituationen. Stressreduzierung und Verbesserung der Regeneration werden in diesen Situationen wahrscheinlich mehr und besser helfen als «nur» eine spezifische Übung.

Exemplarisch haben wir Ihnen 2 Beispiele aus unseren tagtäglichen Behandlungen ausgewählt, um Ihnen die Vorteile dieses Selbsttests einmal aufzuzeigen (Personen und Situationen sind verfremdet).

Beispiel 1

Eine Patientin im mittleren Alter (55 Jahre) berichtete über chronische Nackenschmerzen, teilweise so stark zunehmend, dass sie nicht arbeiten konnte. In der ärztlichen Untersuchung zeigten sich darüber hinaus deutliche Abnutzungen im Bereich der Lenden- und Halswirbelsäule.

Die Auswertung des Tests ergab, dass trotz der in der Röntgenuntersuchung aufgefallenen Abnutzungen die Gesamtbeweglichkeit und Funktion der Halswirbelsäule ausgesprochen gut waren. Dies ließ den Rückschluss zu, dass die Abnutzungen möglicherweise weniger bedeutsam für die Beschwerden waren, als man zunächst aufgrund des Röntgenbildes vermuten würde.

Im Bereich Stress und Zufriedenheit fanden sich erheblich reduzierte Werte. Im Gespräch mit der Patientin zeigte sich, dass eine hohe Unzufriedenheit sowohl mit dem Arbeitsplatz, den Arbeitsinhalten als auch mit der privaten Situation bestand. Sie selbst hatte bereits einen deutlichen Zusammenhang der Schmerzintensität mit Zunahme der Stressbelastung bemerkt. Durch die Auswertung des Tests wurde nun offensichtlich, warum krankengymnastische Behandlungen bisher zu keiner anhaltenden Verbesserung führen konnten. Auch wenn im privaten Umfeld keine direkten Änderungen möglich waren, gelang es, durch eine Versetzung am Arbeitsplatz und einer veränderten Arbeitstätigkeit die Zufriedenheit in diesem Bereich deutlich zu verbessern. Dies führte in der Folge auch zu einer erheblichen Verminderung der Beschwerden.

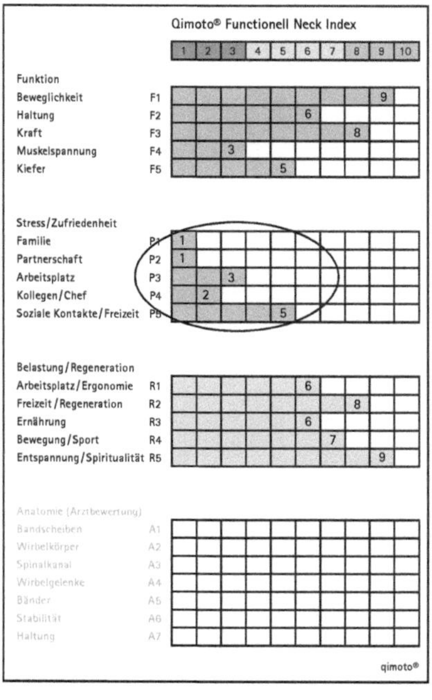

Beispiel 2

Eine ähnliche Schmerzsymptomatik wurde von einem jungen Mann geschildert (32 Jahre); auch er berichtete über wiederholte, z. T. sehr starke Beschwerden mit Muskelverspannungen im Nackenbereich.

Im Test zeigten sich im Gegensatz zur oben genannten Patientin völlig unauffällige Werte im Segment «Stress und Zufriedenheit». Die Funktion der Halswirbelsäule war jedoch erheblich eingeschränkt, und in der Regeneration bestanden deutliche Defizite. Aufgrund der ausgeprägten Schmerzsymptomatik und der Bewegungseinschränkung wurde zunächst eine weitere Untersuchung durchgeführt; erfreulicherweise konnte ein Bandscheibenvorfall ausgeschlossen werden. Mit Hilfe der gezielten Bewegungsübungen und einer begleitenden Krankengymnastik sowie mit regelmäßigem Fitnesstraining bildeten sich die Beschwerden innerhalb kurzer Zeit vollständig zurück.

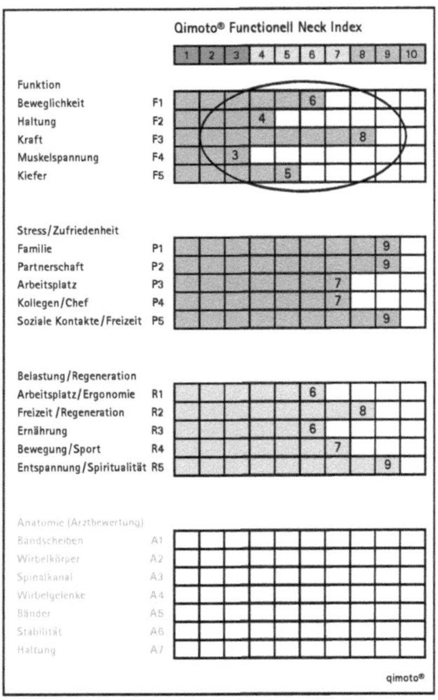

Fazit

Die beiden Beispiele verdeutlichen, wie unterschiedlich Nackenbeschwerden entstehen können und wie einfach es ist, durch eine zusammenfassende Betrachtung schnelle Verbesserung zu erreichen. Nutzen Sie den Test für sich selbst und suchen Sie in den Bereichen mit niedrigen Punkten das Segment heraus, welches Sie am einfachsten und schnellsten ändern können. Bedenken Sie, dass, auch wenn Sie manche Unzufriedenheit nicht verändern können, es durchaus möglich ist, mit anderen Bereichen diese Unzufriedenheit aufzufangen und sogar auszugleichen. Treiben Sie regelmäßig Sport, um Stressbelastungen am Arbeitsplatz abzubauen, tun Sie sich täglich etwas Gutes oder nehmen Sie sich täglich 10 Minuten Zeit für einen gesunden Genuss, um auf diese Weise Stressbelastungen im sozialen Umfeld abzubauen und Ihre Regeneration zu fördern. Nutzen Sie regelmäßige Bewegungspausen, Qigong- oder Yoga-Übungen, um Bewegungsmangel am Arbeitsplatz auszugleichen. Vermeiden Sie zusätzlichen Stress durch Ärger über Situationen, die Sie nicht ändern können, nehmen Sie sich stattdessen Zeit für ein ausgleichendes und versöhnendes Ereignis.

Qimoto® Functionell Neck Index

		1	2	3	4	5	6	7	8	9	10
Funktion											
Beweglichkeit	F1										
Haltung	F2										
Kraft	F3										
Muskelspannung	F4										
Kiefer	F5										
Stress/Zufriedenheit											
Familie	P1										
Partnerschaft	P2										
Arbeitsplatz	P3										
Kollegen/Chef	P4										
Soziale Kontakte/Freizeit	P5										
Belastung/Regeneration											
Arbeitsplatz/Ergonomie	R1										
Freizeit/Regeneration	R2										
Ernährung	R3										
Bewegung/Sport	R4										
Entspannung/Spiritualität	R5										
Anatomie (Arztbewertung)											
Bandscheiben	A1										
Wirbelkörper	A2										
Spinalkanal	A3										
Wirbelgelenke	A4										
Bänder	A5										
Stabilität	A6										
Haltung	A7										

qimoto®

Test Drehung

Bewegungsmaß	< 30°, > 90° od. schmerzhaft	60 – 70° od. 80 – 90°	70 – 80°	Mein Wert
Drehung rechts	0	3	5	(B1)
Drehung links	0	3	5	(B2)

Test Selbstneigung

Bewegungsmaß	< 30°, > 60° od. 50 – 60°	30 – 40° od. 50 – 60°	40 – 50°	Mein Wert
Seite rechts	0	3	5	(B3)
Seite links	0	3	5	(B4)

Mein Bewegungsscore (Addieren Sie die Zahlen B1 bis B4 und teilen Sie die Summe durch 2)	

Test Haltung

Test Vor- und Rücklage (Abstand Mittellinie)	> 5 cm	3 – 5 cm	+/– 3 cm	Mein Wert
	0	3	5	(H1)

Test seitliche Haltung (Abstand Mitte Hals/Mitte Fuß	> 5 cm	3 – 5 cm	+/– 3 cm	Mein Wert
	0	3	5	(H2)

Mein Haltungsscore (Messen Sie die rechte und linke Seite und wählen den kleineren als Mein Wert)	

Test Kraft

Kraft Vorneige	< 10 kg od. schmerzhaft	10 – 15 kg	> 15 kg	Mein Wert
	0	3	5	(K1)

Kraft Rückneige	< 15 kg od. schmerzhaft	15 – 20 kg	> 20 kg	Mein Wert
	0	3	5	(K2)

Mein Kraftscore (Addieren Sie die Zahlen K1 und K2)	

Test Muskelspannung

Palpation	Starker Druckschmerz	Verhärtung und / oder Druckschmerz	Elastisch, weich	Mein Wert
Trapezmuskel	0 – 1	2 – 3	4 – 5	(M1)
Nackenmuskel	0 – 1	2 – 3	4 – 5	(M2)

Mein Muskelscore (Addieren Sie die Zahlen M1 und M2)	

3. Übungen für einen gesunden Nacken

Nackenschmerzen sind meist mit einer eingeschränkten Beweglichkeit der Halswirbelsäule verbunden. Ebenso zeigen Personen mit chronischen Nackenschmerzen im Vergleich zu gesunden Personen reduzierte Kraftwerte in der Nackenmuskulatur. Allerdings wissen wir nicht, ob schwache Muskeln Nackenschmerzen verursachen oder umgekehrt Nackenschmerzen zu schwachen Muskeln führen, was angesichts der ebenfalls damit einhergehenden eingeschränkten Beweglichkeit möglich sein könnte. Wenn ein kausaler Zusammenhang zwischen schwachen Nackenmuskeln, eingeschränkter Mobilität der Halswirbelsäule und Nackenschmerzen besteht, gibt es die Möglichkeit, durch gezielte Übungen Nackenschmerzen entgegenzuwirken und ihnen vorzubeugen.

Die folgenden Übungen zielen darauf ab, eine schmerzfreie Bewegung wiederherzustellen, die Tiefensensibilität zu verbessern und die Stabilität (Kontrolle) Ihrer Halswirbelsäule zu fördern. Selbstverständlich trainieren Sie wirkungsvoll die Funktionsfähigkeit der Hals-Nacken-Muskulatur (Stärke und Ausdauer). Gleichzeitig werden Sie aber auch merken, dass sich sukzessive die Wahrnehmung für den gesamten Hals-Nacken-Bereich verbessert und dass Ihre gesamte Haltung sich positiv verändert. Sie werden nicht nur leistungsfähiger und können zukünftig Belastungen viel besser tolerieren, Sie werden auch merken, wenn Sie in ungünstige Haltungs- und Bewegungsmuster zurückfallen.

Führen Sie die Übungen mit gleichmäßiger und kontrollierter Geschwindigkeit durch. Bei Unwohlsein, Schwindel oder zunehmenden Schmerzen beenden Sie die Übung. Treten diese Symptome häufiger auf, konsultieren Sie einen Arzt. Steigern Sie Belastungen behutsam, passive Strukturen brauchen längere Anpassungszeit.

Übungen zur Verbesserung der Beweglichkeit und Muskelentspannung

Programme zur Verbesserung der Beweglichkeit der Hals- und Brustwirbelsäule (Mobilisation, Stretching) reduzieren im Allgemeinen die Schmerzen und verbessern die Patientenzufriedenheit. Beweglichkeitsübungen sollten schon zu Beginn in jedes Nackenschmerzprogramm integriert werden. In einem Heimprogramm führen sowohl ein kombiniertes Kräftigungs- und Stretchprogramm als auch ein reines Stretchprogramm zu einer Verbesserung der Nackenschmerzen und der damit zusammenhängenden Beeinträchtigungen. Meist sind es ganz bestimmte Kennmuskeln, wie die Rippenhalter (M. Scalenii), die Brustmuskeln (M. pectoralis major et minor), der obere Trapez- oder Kapuzenmuskel (M. trapezius) und der Schulterblattheber (M. levator scapulae), die in ihrer Flexibilität gestört sind und für die Dehnübungen empfohlen werden können.

Achten Sie bitte darauf, dass Sie Dehnübungen immer bewusst und behutsam ausführen, d. h. nicht forciert und nicht bis an die Schmerzgrenze. Das ist nicht nur deshalb wichtig, um unerwünschte Reaktionen wie Übelkeit oder Schwindel zu vermeiden, sondern vor allem, um die Sinnesfühler im Hinterhauptbereich (Mechanorezeptoren) bzw. das sympathische Nervensystem nicht zu stark zu reizen, was wiederum Einfluss auf die Nackenmuskulatur hätte.

Übung 1: Traktion im Liegen

Ziel: Streckung der Halswirbelsäule und Entspannung der Nackenmuskulatur

1. Legen Sie sich auf den Rücken. Legen Sie Ihre Hände seitlich an die Rückseite des Kopfes und Ihre Daumen unterhalb des Kieferwinkels.
2. Ziehen Sie nun sehr behutsam den Kopf nach oben in Verlängerung Ihrer Wirbelsäule.
   Sie spüren einen Zug an der Halswirbelsäule und eine leichte Dehnung im Bereich des Nackens. Halten Sie einen Moment den Zug und lösen Sie behutsam wieder die Dehnung. Beginnen Sie mit einem ganz leichten Zug. Gradmesser ist Ihr Wohlgefühl. Die Dauer der Traktion kann 10–30 Sekunden betragen.

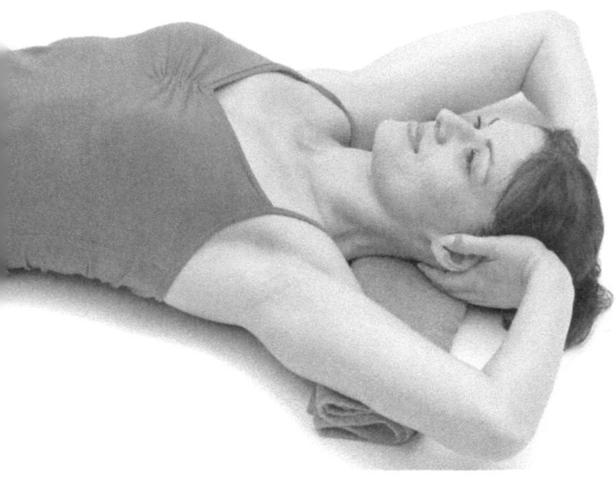

Variation als Partnerübung:

- ✗ Sie legen den Kopf auf die Hände eines Partners, der mit seinen Händen direkt am Boden eine Halbschale bildet. Dieser zieht nun ganz behutsam den Hinterkopf längs einer gedachten Verlängerung der Wirbelsäule.

Fehlerquelle:

- Zug des Kopfes in die übertriebene Beugung (Flexion) der Halswirbelsäule.

Übungshinweise

- ✗ Langsam den Zug aufbauen. Keinen Schmerz provozieren, ansonsten die Übung abbrechen.
- ✗ Mittels einer durchgeführten minimalen Zugbewegung an einem Körperteil kommt es zu einem leichten Zug auf die Gelenkkapseln. Dies kann zu einer reflektorischen Entspannung der Gelenkkapseln und der entsprechenden Muskulatur führen. Der Gelenkknorpel wird somit entlastet.

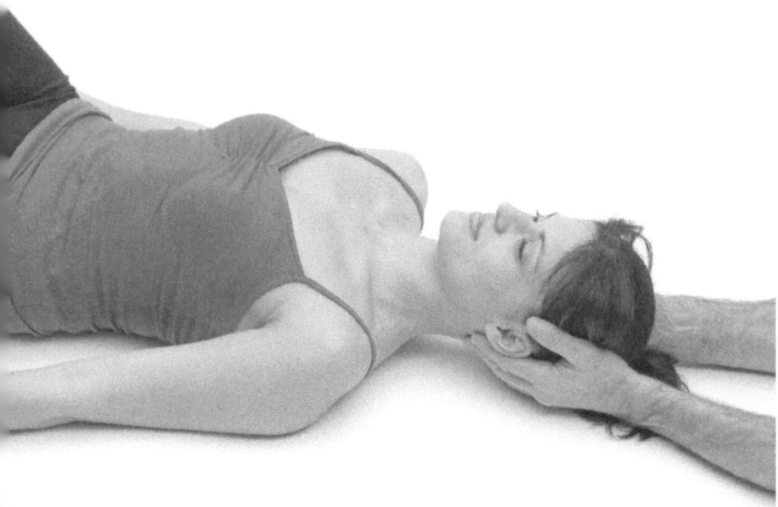

Übung 2: Beweglichkeit Halswirbelsäule – Kopfdrehen

Ziel: Mobilisation der Halswirbelsäule in die Rotation, Stoffwechselförderung im Gewebe

1. Legen Sie sich entspannt auf den Rücken. Unterstützen Sie Halswirbelsäule und Kopf ggf. mit einem Kissen, wenn Ihr Kopf nach hinten überstrecken sollte. Unterlagern Sie Ihre Knie.
2. Drehen Sie Ihren Kopf leicht nach links und rechts. Rotieren Sie nur so weit, wie Sie sich dabei wohlfühlen. Leiten Sie die Drehbewegung Ihres Kopfes mit Ihren Augen ein, d. h., schauen Sie erst zur Seite, bevor Sie mit der Kopfbewegung folgen. Wiederholen Sie diese Rotationsbewegung zehn bis zwanzig Mal. Sie spüren die Drehbewegung in der Halswirbelsäule.

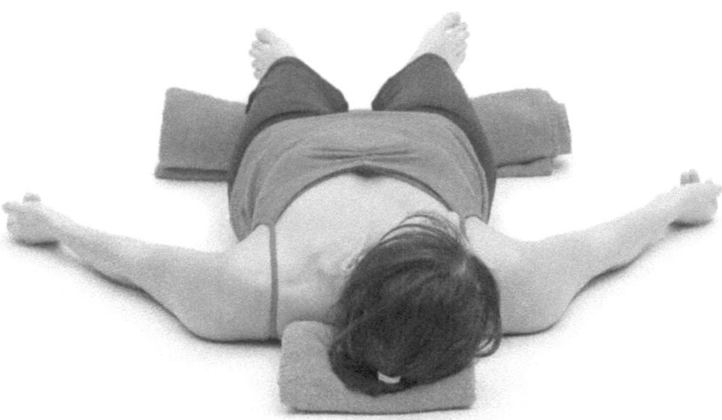

Variation im Sitzen:

✗ Drehen Sie im aufrechten Sitz aktiv den Kopf nach rechts und nach links. Am Ende der Rotation, z. B. rechts, schauen Sie mit Ihren Augen mehrmals nach rechts und nach links. In der Regel können Sie danach den Kopf etwas weiter drehen. Das funktioniert auch, wenn Sie am (rechten) Bewegungsende mit der linken Hand leicht für etwa sieben Sekunden gegen die linke Stirn drücken. Lösen Sie den Druck und drehen Sie den Kopf weiter aktiv nach rechts. Und umgekehrt.

Fehlerquellen:

- Zu schnelles, ruckhaftes Drehen.
- Der Kopf wird nach hinten gestreckt.

Übungshinweis

✗ Durch das schmerzlose Hin- und Herbewegen wird das Bindegewebe gut durchblutet. Es handelt sich bei dieser Übung um eine belastungsarme, hubfreie Bewegungsübung, die bei jeder Funktionsstörung der Halswirbelsäule angewendet werden kann.

Übung 3: Mobilisation Kopfgelenk – Ansteuerung der tiefen Halsbeuger

Ziel: Beweglichkeitsförderung des Übergangs Schädel – Halswirbelsäule, Ansteuerung der tiefen Halsbeuger

1. Legen Sie sich entspannt auf den Rücken. Unterlagern Sie den Kopf (oberen Teil der Halswirbelsäule) mit einer kleinen Rolle, einer Druckmanschette oder Ihrer Hand. Legen Sie die Finger beider Hände links und rechts neben die Wirbelsäule direkt unterhalb Ihres Kopfes (sie dienen zum sensorischen Feedback).
2. Drücken Sie mit den Fingern zuerst auf die Muskulatur. Warten Sie einen Moment, bis eine leichte Entspannung in diesen Muskeln eintritt. Machen Sie eine Nickbewegung (Doppelkinn) mit Ihrem Kopf nach unten. Lassen Sie die Finger locker und bringen Sie den Kopf in die Ausgangsposition zurück. Wiederholen Sie die Übung zehn Mal. Sie spüren die Bewegung der Kopfgelenke.
3. Machen Sie eine minimale Beugebewegung (Nickbewegung) und halten die Position für 10 Sekunden. Wiederholen Sie die Übung zehn Mal. Verstärken Sie beim nächsten Mal leicht den Druck auf die Rolle. Haben Sie eine Druckmanschette, pumpen Sie die auf etwa 20 mmHg auf und erhöhen den Druck sukzessive um 2 mmHg bis auf 30 mmHg. Atmen Sie während der Übung in den Bauch (s. a. S. 128).

Fehlerquellen:

- Kein Doppelkinn, zu starkes Anheben des Kopfes.
- Die komplette Halswirbelsäule wird nach hinten geschoben (Retraktion) und überstreckt.
- Zu viel Spannung der oberflächlichen Halsbeuger.

Übungshinweise

- Eine Anbahnung der Bewegung erreichen Sie, wenn Sie zu Beginn der Beugebewegung noch in die Bewegungsrichtung schauen. Diese Übung verbessert die Bewegungen des Übergangs Schädel – Kopfgelenke (Craniocervikale Flexion) und die Halteleistungsfähigkeit der tiefen Halsmuskeln. Diese nahe an der Wirbelsäule liegenden sog. paravertebralen Kopfbeuger haben vermutlich die Aufgabe, den Gelenkschluss herzustellen und einer Vorwärtsbewegung bzw. einer stärken Lordosierung entgegenzuwirken.
- Führen Sie die Übung zu Beginn eines Programms zweimal täglich (z. B. morgens und abends im Bett) für mindestens eine Woche durch.

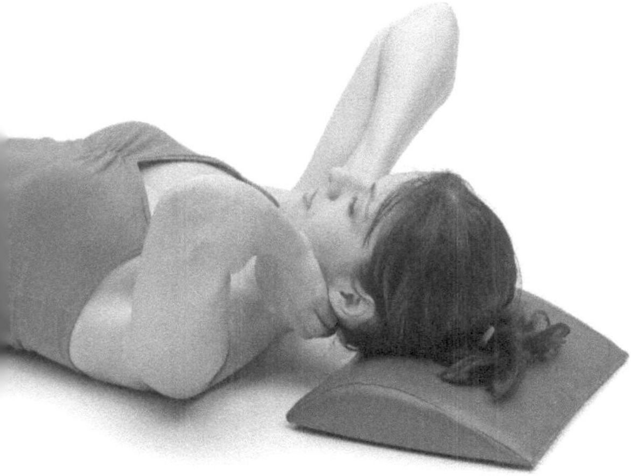

Übung 4: Mobilisation der Halswirbelsäule in die «Aufrichtung»

Ziel: Bewegungsverbesserung der Halswirbelsäule, Entspannung der Nackenstrecker und Mobilisation des Kopfgelenks, Wiederherstellung der kontrollierten Muskelaktivität für eine aufrechte Kopfhaltung

1. Setzen Sie sich aufrecht auf den Stuhl. Ihr Zeigefinger berührt Ihren Scheitelpunkt. Ihre Füße geben leichten Druck in den Boden zur Aktivierung der Streckerkette.
2. Machen Sie ein Doppelkinn (Kinn heranziehen) und strecken Sie leicht die Halswirbelsäule nach hinten (Translation nach hinten), indem Sie Ihren Zeigefinger Richtung Decke schieben. Die Augen fixieren dabei einen Punkt auf gleicher Höhe. Folgende Bilder können Ihre Aufrichtung unterstützen: Tragen Sie Ihren Kopf auf der Wirbelsäule wie eine Rose auf dem Stiel oder als ob Sie einen Gegenstand auf dem Kopf tragen (s. S. 175), oder stellen Sie sich Sektperlen vor, die durch die Wirbelsäule nach oben blubbern.

Sehr gut können Sie die Bewegung im oberen Teil der Wirbelsäule wahrnehmen, wenn Sie die Finger einer Hand hinten an die Halswirbelsäule legen und mit der anderen Hand das Kinn leicht nach unten ziehen (Foto S. 73).

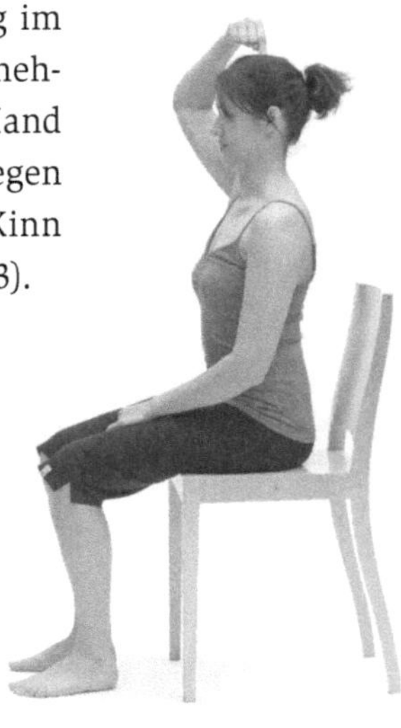

Variation:

✗ Selbstverständlich können Sie diese Übung auch in der Rückenlage durchführen.

- ✗ Eine Dehnung der kurzen Nackenmuskulatur erhalten Sie, wenn Sie die Endposition für 15–45 Sekunden halten. Sie spüren einen leichten Zug an der Nackenmuskulatur direkt unterhalb des Hinterhauptes. Wenn Sie möchten, wiederholen Sie die Dehnung drei bis fünf Mal.

Fehlerquellen:

- Sie überstrecken die untere Halswirbelsäule nach hinten.
- Sie bleiben mit Ihren Augen nicht auf einem Fixpunkt.

Übungshinweise

- ✗ Schwindel oder Übelkeit sollte bei Ausführung der Übung nicht auftreten. Die «Rückhalte» ist eine Kombinationsbewegung aus Beugung in der oberen und mittleren Halswirbelsäule und einer Streckung im Übergang Hals- und Brustwirbelsäule. Diese Übung ist insofern wichtig, da die Halswirbelsäule meist in «Vorhalte» eingestellt ist.
- ✗ Eine leichte Kopfvorneigung (Inklination oder Flexion) ist in vielen Fällen günstig, da sich die Zwischenwirbellöcher für den Durchtritt der Spinalnerven signifikant erweitern. Der Blutstrom durch die Arteria vertebralis zum Kopf nimmt zudem deutlich zu.
- ✗ Diese Übung fördert die kontrollierte Muskelarbeit der den Kopf gegen die Schwerkraft haltenden Muskeln.

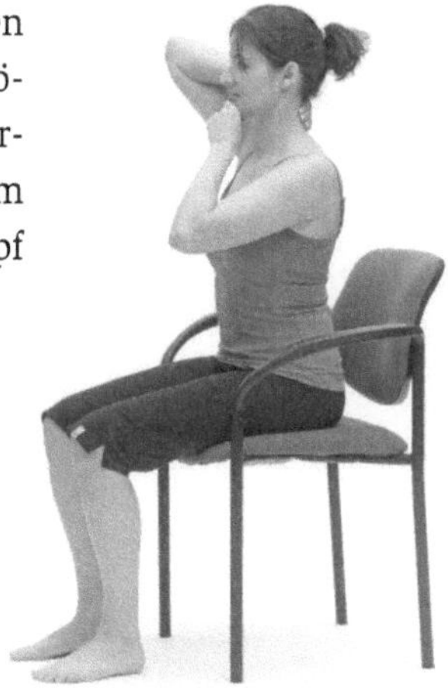

Übung 5: Entspannung und Dehnung des Schulterblatthebers

Ziel: Entspannung und Dehnung des Schulterblatthebers (M. levator scapulae) mittels postisometrischer Relaxation (Anspannungs-Entspannungs-Dehnen)

1. Stellen Sie sich in aufrechter Haltung seitlich zur Wand. Winkeln Sie den (rechten) wandnahen Arm an und legen Sie ihn an die Wand. Die Finger liegen auf der Wirbelsäule ungefähr in Schulterblatthöhe.
2. Drücken Sie den gebeugten rechten Ellenbogen leicht gegen die Wand (Schulterblattdepression). Schauen Sie in die gegenüberliegende linke Achselhöhle (Kopf leicht nach links neigen, drehen und nach vorne beugen). Dehnen Sie etwa 15–45 Sekunden lang jede Seite.

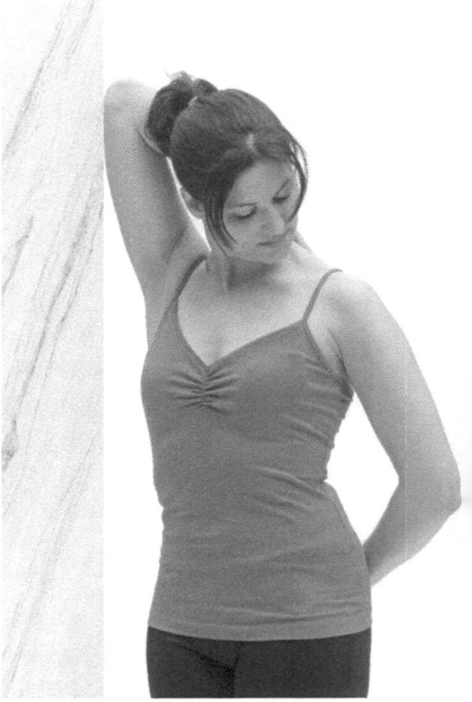

Intensivierung:

✗ Richten Sie den Blick nach rechts oben in Richtung Wand und atmen Sie langsam und gleichmäßig ein. Atmen Sie aus und schauen Sie in der Entspannungsphase wieder nach links unten Richtung Achselhöhle, um die Dehnung leicht zu verstärken. Sie können dabei auch den Kopf minimal weiter zur Gegenseite neigen. Wiederholen Sie den Wechsel der Blickrichtungen zwei bis drei Mal.

Fehlerquelle:

- Sie bewegen den Kopf, wenn Sie nach oben in Richtung Wand schauen.

Übungshinweis

✗ Die Dehnung dieses Muskels können Sie auch im Sitzen durchführen. Durch die Atem- und Augenbewegungen kommt es bei der Variation zu einer unwillkürlichen Mitbewegung (Zusammenspiel Atmung, Blick, Muskelaktivierung) des Kopfes und damit zu einer erhöhten Dehnspannung.

Übung 6: Entspannung und Dehnung des Kapuzenmuskels

Ziel: Entspannung und Dehnung des Kapuzenmuskels (M. trapezius pars descendens) mittels postisometrischer Relaxation

1. Lehnen Sie sich im aufrechten Sitz an der Rückenlehne an. Strecken Sie einen Arm nach unten und halten Sie sich mit der Hand an der Sitzfläche des Stuhles fest (Schulterblatt zieht nach unten).
2. Neigen Sie den Kopf bis zu einer leichten Vorspannung des Kapuzenmuskels zur Gegenseite. Dehnen Sie etwa 15–45 Sekunden lang jede Seite.

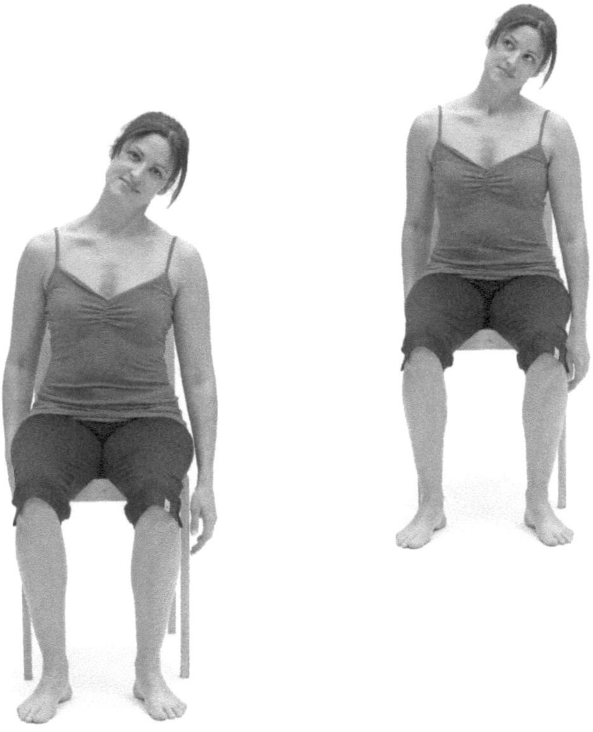

Intensivierung:

✗ Richten Sie Ihren Blick nach oben und atmen Sie langsam und gleichmäßig ein. Atmen Sie wieder aus und schauen Sie in der Entspannungsphase nach unten zur Gegenseite, um die Dehnung leicht zu verstärken. Wenn es Ihnen guttut, verlagern Sie zusätzlich noch den Oberkörper nach links. Wiederholen Sie den Wechsel der Blickrichtung zwei bis drei Mal.

Fehlerquelle:

- Sie bewegen den Kopf, wenn Sie nach rechts oben schauen.

Übungshinweis

✗ Die Übung können Sie auch im Stehen ausführen. Hier schieben Sie die Hand und das Schulterblatt nach unten in Richtung Boden.

Übung 7: Mobilisation der vorderen Körperfaszie

Ziel: Mobilisation der vorderen bindegewebigen Körperhülle

1. Lehnen Sie Ihre Oberschenkel bzw. Ihr Becken gegen einen Tisch oder ein Waschbecken. Strecken Sie die Arme v-förmig nach oben und winkeln Sie beide Hände mit gestreckten Fingern, so weit es geht, nach hinten.
2. Machen Sie ein Doppelkinn und strecken Sie den Kopf nach hinten, soweit es Ihnen angenehm erscheint. Schieben Sie die Handflächen Richtung Decke und strecken Sie sich für etwa 5–10 Sekunden langsam nach oben/hinten. Dabei liegt der Fokus der Bewegung in der Brustwirbelsäule.

Variation:

✗ Schieben Sie abwechselnd Ihre Arme nach oben Richtung Decke (z. B. rechter Arm) und neigen Sie sich mit dem Körper verstärkt nach links.

Fehlerquellen:

- Sie nehmen den Kopf während der Dehnung nach hinten.
- Sie geraten zu stark in die Lendenlordose. Versuchen Sie, dies mit leichtem Einziehen des Bauchnabels zu verhindern.

Übungshinweis

✗ Diese Übung können Sie gleich morgens nach dem Aufstehen und / oder zwischendurch, z. B. nach dem Toilettengang, durchführen.

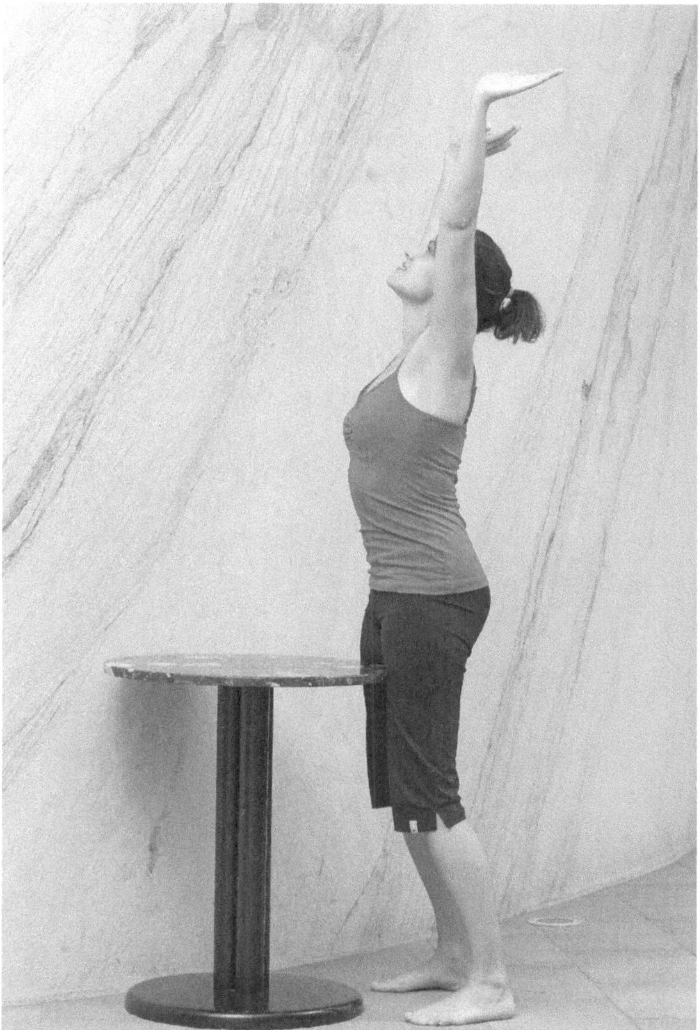

Übung 8: Mobilisation Zwerchfell

Ziel: Dehnung des Zwerchfells zur Verbesserung der Statik, der Beweglichkeit des Nackens und des Flüssigkeitsaustauschs (Drainage) für die inneren Organe des Körpers

1. Rutschen Sie mit Ihrem Gesäß auf dem Stuhl ganz nach hinten. Neigen Sie sich mit dem Oberkörper leicht nach vorn. Haken Sie die gespreizten Finger am Rippenbogen rechts und links vorsichtig und langsam ein.
2. Atmen Sie tief mit dem Brustkorb ein. Folgen Sie mit den Händen der Bewegung des Rippenbogens. Halten Sie die Rippen in der neuen Position und atmen Sie aus. Wiederholen Sie den kompletten Ablauf drei bis sechs Mal.

Intensivierung:

✗ Folgen Sie mit den Händen der Bewegung des Rippenbogens oder verstärken gar die Bewegung nach oben und außen mit Ihren Händen.

Fehlerquelle:

- Sie haken sich nicht genug am Brustkorb ein. Neigen Sie sich dazu weiter nach vorn.

Übungshinweis

✗ Das Zwerchfell hat über bindegewebige Stränge Verbindungen über den Brustkorb zur Halswirbelsäule, die die Halswirbelsäule in ihrer Stellung oder Funktionsweise beeinflussen können. Außerdem ist das Zwerchfell eine wichtige Querstruktur, die den gesamten Rücken, die inneren Organe sowie Ihre Haltung beeinflusst.

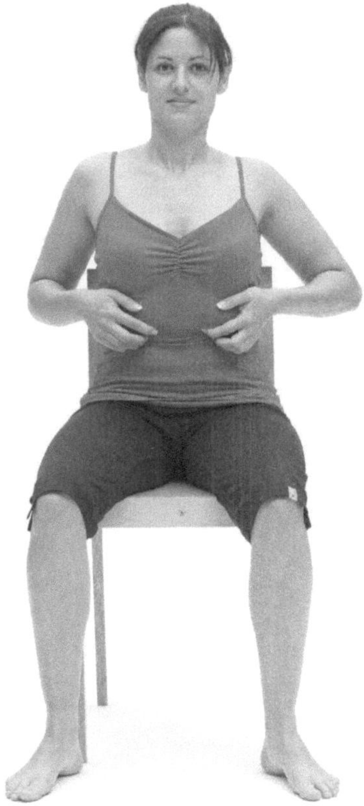

Übung 9: Kombinationsbewegung über die gesamte Bewegungsbahn

Ziel: Mobilisation der gesamten Halswirbelsäule in der diagonalen Bewegungsbahn

1. Sitzen Sie aufrecht auf dem Stuhl. Die Brustwirbelsäule hat Kontakt mit der Stuhllehne. Ihre Füße geben leichten Druck in den Boden.
2. Schauen Sie in die linke Achselhöhle. Bewegen Sie Ihren Kopf diagonal nach hinten und oben, sodass Sie über Ihre rechte Schulter nach hinten und oben schauen. Ihre Augen initiieren dabei die Bewegung! Wiederholen Sie diese Bewegungen acht bis zwanzig Mal.

Fehlerquellen:

- Sie vergessen, die Bewegung mit Ihren Augen zu beginnen.
- Sie verlassen während der Ausübung die Bewegungsbahn.

Übungshinweise

- Führen Sie die Bewegungen langsam und kontrolliert durch. Setzen Sie sich über Grenzen des Bewegungsausmaßes nicht gewaltsam hinweg.
- Bei der Übung dürfen keine Schmerzen auftreten. Je mehr Sie wiederholen, desto besser wird sich der Stoffwechsel in den verschiedenen Geweben positiv beeinflussen lassen. Diese Übungsausführung entspricht den natürlichen biomechanischen, dreidimensionalen Freiheitsgraden der Gelenkbeweglichkeit und ersetzt das «Kopfkreisen».

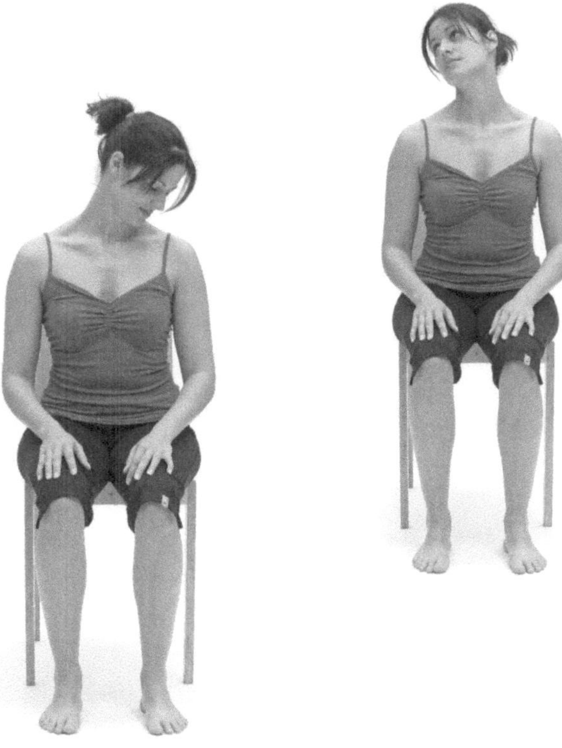

Übung 10: Mobilisation Halswirbelgelenke unter Kompression

Ziel: Verbesserte «Durchsaftung» des Gelenkknorpels und somit Verbesserung der Beweglichkeit

1. Wie Übung 9, zusätzlich legen Sie Ihre gefalteten Hände auf den Mittelscheitel Ihres Kopfes.
   Durch das Gewicht Ihrer Hände gibt es einen leichten Druck auf Ihren Kopf senkrecht nach unten. Unter dieser Kompression bewegen Sie Ihren Kopf einige Male (fünf bis zehn Mal) aktiv in eine bestimmte Richtung, dann lassen Sie die Kompression locker, indem Sie Ihre Hände leicht vom Kopf nehmen, und kehren in die Ausgangsposition zurück.
2. Bewegung für Ihr Kopfgelenk:
   a) in einer Nickbewegung, indem Sie Ihr Kinn nach hinten schieben;
   b) in einer Nickbewegung nach links und rechts.
3. Bewegung für Ihre Halswirbelsäule im Sinne einer Komplexbewegung (siehe Übung 21): Schauen Sie nach rechts vorn unten und bewegen Sie Ihren Kopf aktiv nach links hinten oben. Wiederholen Sie diese Ausführung acht bis zehn Mal.

   Nach einer kurzen Pause führen Sie die Übung in die anderen Bewegungsrichtungen aus.

Fehlerquellen:

- Die Bewegung ist zu groß – ein kleineres Bewegungsausmaß reicht völlig aus!
- Die Hände führen die Bewegung aus, nicht der Kopf.
- Der Druck der Hände auf den Kopf ist zu stark.

Übungshinweis

✗ Üben Sie konzentriert und behutsam. Sie müssen sich bei dieser Übung wohlfühlen. Bei Unwohlsein, Schmerzen, Ausstrahlungen, Taubheit brechen Sie sofort ab. Eine Bewegung unter Kompression ist generell hilfreich für die gesamte Mechanik und Stoffwechselsituation der Gelenke.

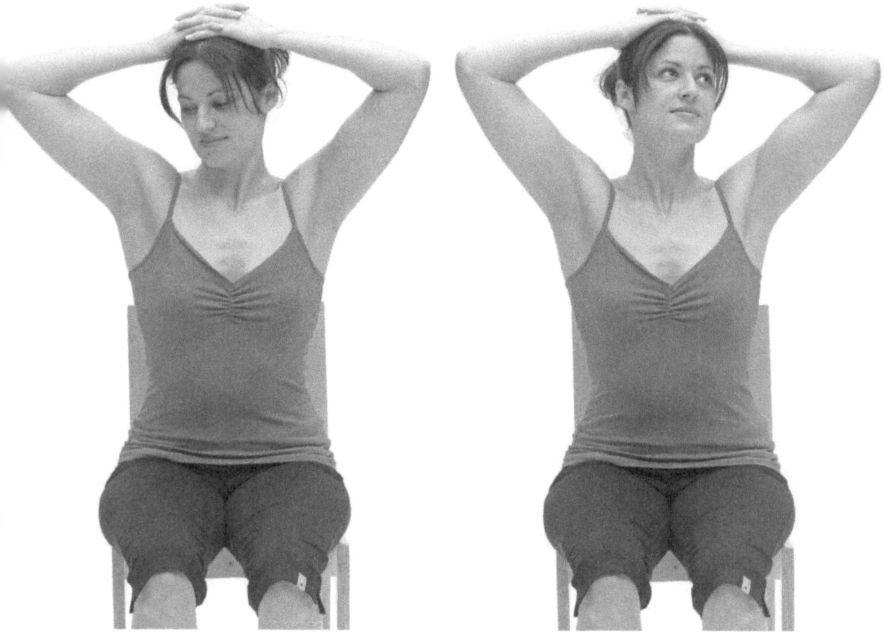

Übung 11: Mobilisation Übergang Halswirbelsäule – Brustwirbelsäule

Ziel: Mobilisation des Übergangs Halswirbelsäule – Brustwirbelsäule in die Streckung, indirekt auch eine Mobilisation der Vorderseite Ihres Brustkorbs

1. Sitzen Sie aufrecht auf dem Stuhl. Die Brustwirbelsäule hat Kontakt mit der Stuhllehne. Schlagen Sie die Beine übereinander, falten Sie die Hände und legen Sie sie in den Nacken. Versuchen Sie, die Ellenbogen so weit wie möglich zu schließen.
2. Strecken Sie sich mit der Brustwirbelsäule über die Lehne, indem Sie mit Ihren Ellenbogen einen Halbkreis nach hinten beschreiben. Dabei mobilisieren Sie Ihren Halswirbelsäule-Brustwirbelsäule-Übergang nach hinten.

Variation:

✗ Sie drehen Ihren Oberkörper während der Ausführung leicht nach rechts oder links.

Fehlerquelle:

- Sie vergessen, die Beine übereinanderzuschlagen bzw. die Hände um den Nacken zu legen. Somit fehlt die Fixierung der Halswirbelsäule bzw. der Lendenwirbelsäule, um die Brustwirbelsäule isoliert zu mobilisieren.

Übungshinweis

✗ Die Aufrichteübung der Halswirbelsäule (Übung 4) können Sie direkt an diese Übung anschließen.

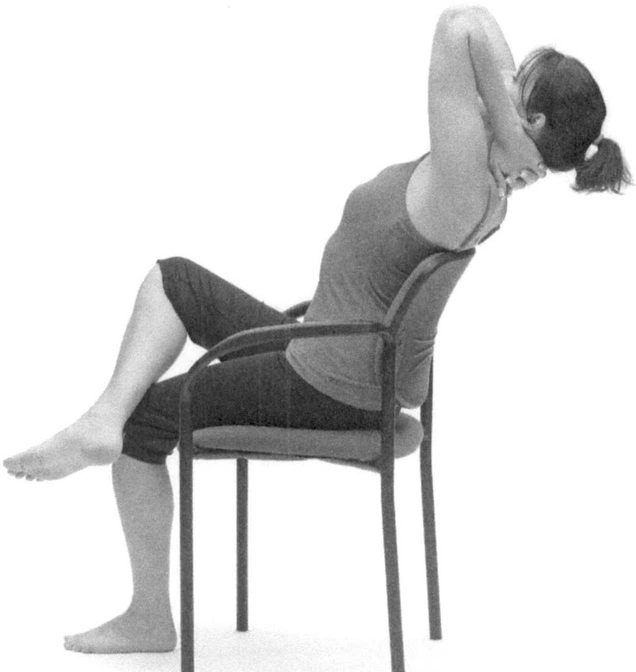

Übung 12: Drehdehnung

Ziel: Mobilisation der Halswirbelsäule und insbesondere der Brustwirbelsäule in die Rotation

1. Setzen Sie sich aufrecht auf den Stuhl. Legen Sie den linken Oberschenkel über das rechte Bein. Fassen Sie mit der rechten Hand das linke Kniegelenk.
2. Schauen Sie über die linke Schulter und drehen Sie den Oberkörper nach links hinten. Ziehen Sie sich behutsam mit der linken Hand an der Lehne weiter in die Rotation und halten Sie die Dehnung etwa 15–45 Sekunden.
3. Abschließend können Sie im Stehen aktiv die Rotation unterstützen, indem Sie mit ausladenden Bewegungen im Wechsel den rechten und den linken Arm nach vorn schieben. Halten Sie dabei die Lendenwirbelsäule fixiert (Bauch einziehen).

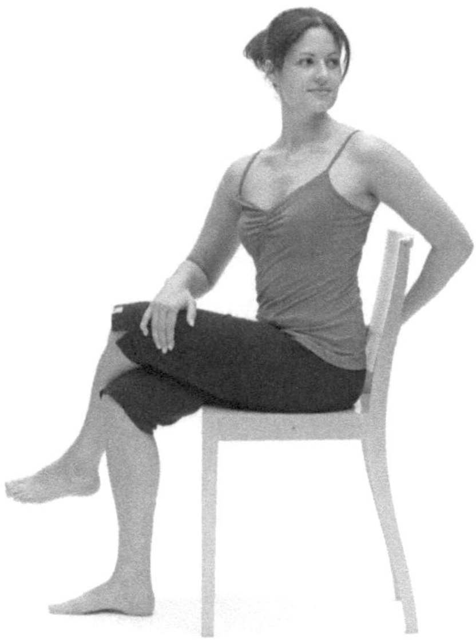

Fehlerquellen:

- Sie bleiben nicht in aufrechter Körperhaltung.
- Sie initiieren die Übung nicht mit den Augen.

Übungshinweis

✗ Die Brustwirbelsäule hat die größte Rotationsfähigkeit der einzelnen Teile der Wirbelsäule, durch Bewegungsarmut oder Überbelastung reduziert sich im Laufe des Lebens diese Fähigkeit mit entsprechenden Kompensationen in Lendenwirbelsäule und Halswirbelsäule! Deshalb ist dies eine sehr wichtige Übung im täglichen Heimprogramm.

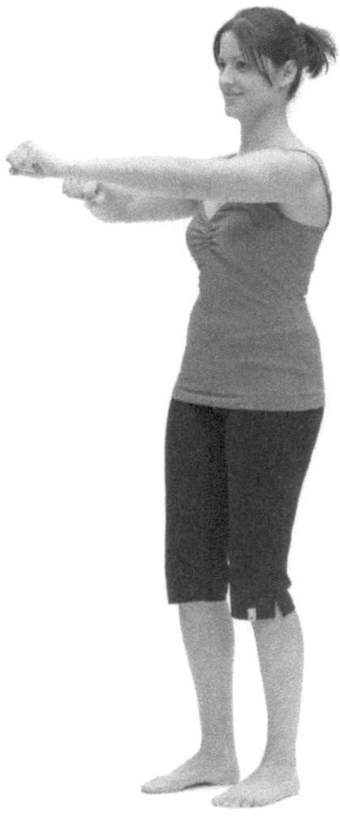

Übung 13: Seitneigung Oberkörper

Ziel: Mobilisation des Brustkorbs und der Rippengelenke und der Zwischenrippenmuskulatur, Mobilisation des Rippenfells

1. Stehen Sie aufrecht und schauen Sie nach vorn. Umfassen Sie über dem Kopf Ihren rechten Ellenbogen mit der linken Hand.
2. Neigen Sie den Oberkörper nach links und atmen Sie tief in die rechte Seite, bis Sie die Dehnung auf der rechten Brustkorbseite spüren.

Fehlerquellen:

- Sie beugen sich während der Ausübung mehr und mehr nach vorn.
- Sie schauen nach oben oder unten.

Übungshinweis

✗ Allgemein unterschätzt man die Notwendigkeit, auch die Seitneigung zu üben. Gerade bei Erkrankungen im Brustbereich ist dies aber eine wichtige Übung zur Mobilisation der verschiedenen Gewebeschichten, von Rippe bis Lungenfell. Die Lunge ist über Bänder an der Halswirbelsäule fixiert und kann somit auf deren Beweglichkeit einwirken.

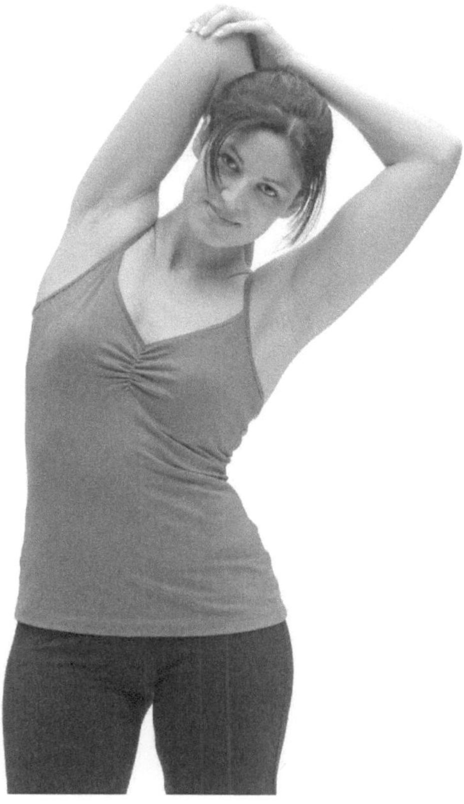

Übung 14: Mobilisation Kiefergelenk

Ziel: Bewegungserweiterung im Kiefergelenk

1. Setzen Sie sich auf den Stuhl und lehnen Sie sich an der Rückenlehne an.
2. Fassen Sie mit den geschlossenen Fingern beider Hände auf die Wangenmuskulatur. Lassen Sie den Kiefer locker und geben Sie mit Ihren Fingern gleichzeitig einen leichten Zug nach unten. Halten Sie den Zug 5–15 Sekunden lang. Wiederholen Sie die Übung drei bis fünf Mal.

Übungshinweise

- Legen Sie Ihre Unterarme auf dem Brustkorb ab.
- Durch nervale Verschaltungen können Dysfunktionen des Kiefergelenks Verspannungen in der Muskulatur der Halswirbelsäule hervorrufen.

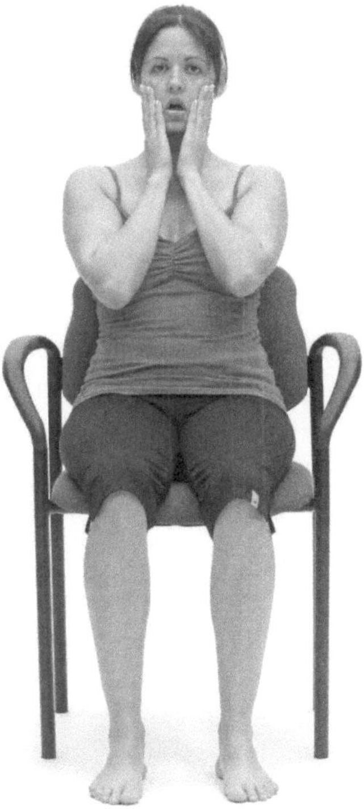

Übung 15: Aktive Mundöffnung

Ziel: Bewegungserweiterung in die Mundöffnung

1. Setzen Sie sich aufrecht vor den Spiegel und führen Sie die Übung auf eine der drei beschriebenen Weisen durch (A, B, C).

   A:
   Öffnen und schließen Sie den Mund langsam. Zur Verstärkung legen Sie den Daumen einer Hand an die oberen Schneidezähne, den Zeige- und Mittelfinger auf die unteren Schneidezähne und ziehen Sie vorsichtig den Mund weiter auf (maximal passen drei Querfinger in die Mundöffnung!).

   B:
   Setzen Sie den Zeigefinger in die Mitte Ihres Oberkiefers bzw. unterhalb der Nase und bewegen Sie den Unterkiefer vor und zurück.

   C:
   Setzen Sie den Zeigefinger jeweils links bzw. rechts auf den Oberkiefer und bewegen Sie den Unterkiefer seitlich entgegengesetzt nach rechts bzw. links.

Übungshinweise

- Sie können diese Übungen 15–20 Mal wiederholen. Achten Sie darauf, dass die Bewegungen ausschließlich vom Unterkiefer ausgehen, bei Ermüdung der Muskulatur brechen Sie die Übung ab.
- Die Reduktion der Mundöffnung in die eine oder andere Richtung geschieht häufig zunächst unmerklich, von daher gilt es sie regelmäßig zu überprüfen und ggf. die Übung anzuwenden.

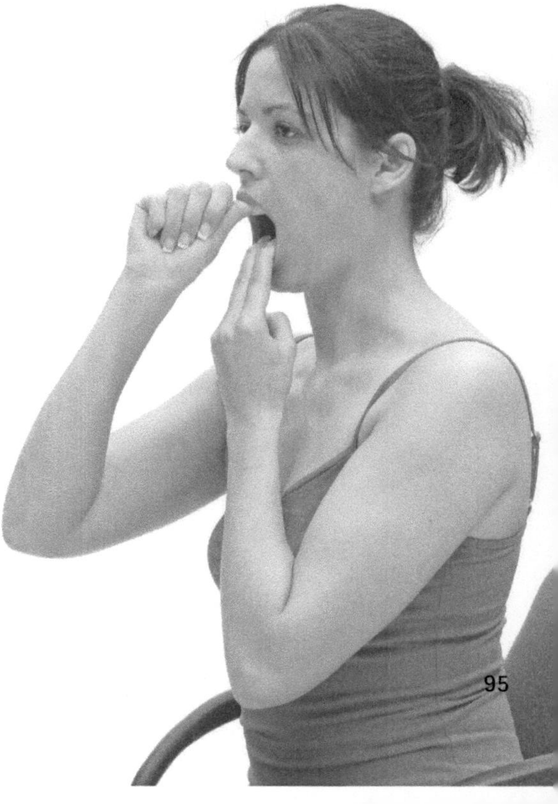

Übungen zur Aufrichtung der Haltung

Der Zusammenhang einer statischen Arbeitshaltung, vor allem verbunden mit einer gebeugten und gedrehten Oberkörperposition und Nackenschmerzen, konnte in mehreren Studien nachgewiesen werden. Dabei spielt wohl weniger die Position an sich eine Rolle als die Dauer, in der die Position eingenommen wird.

Übung 16: Schulterblattstellung Visualisierung

Ziel: Wahrnehmung und Visualisierung der Schulterblattbewegungen

1. Setzen Sie sich aufrecht auf einen Stuhl. Ein Partner legt seine Hände flächig auf Ihre Schulterblätter. Sie spüren nun in Ihre Schulterblätter hinein und lenken Ihre Aufmerksamkeit ganz dorthin bzw. in die Haltung Ihres Oberkörpers.
2. Ihr Partner zieht nun die Schulterblätter so weit wie möglich auseinander. Danach nähert er die Schulterblätter wieder aneinander an. Versuchen Sie, dabei in der günstigen aufrechten Position zu bleiben. Nehmen Sie nun den Unterschied wahr, wenn Sie beim Auseinanderziehen mit Ihren Schultern nach vorn fallen.
3. Ihr Partner schiebt nun die Hände so hoch wie möglich in Richtung Decke und danach so weit wie möglich nach unten in Richtung Boden.
4. Nehmen Sie nun Ihre gewohnte Alltagshaltung ein.
5. Ihr Partner zeigt Ihnen nun durch Bewegungen nach innen und außen, nach oben und unten, wie weit Sie noch Bewegungsspielraum insbesondere nach unten haben. Wie fühlt sich eine Haltung an, bei der die Schulterblätter nach unten gezogen werden?

Übungshinweise

- ✗ Durch das hohe Maß der Aufmerksamkeit kann es sein, dass Sie die Übung als anstrengend empfinden; das liegt aber weniger an der muskulären Beanspruchung. Die aufrechte Haltung ist durch muskuläre Balance gekennzeichnet, weshalb eine überhöhte Spannung des unteren Trapezmuskels durch ständiges Herunterziehen der Schulterblätter (Schulterdepression) im Alltag nicht sinnvoll ist. Richten Sie Ihre Haltung so ein und bewegen Sie sich so, dass Ihre Schulterblätter möglichst in optimaler Stellung sind.
- ✗ Die Übung ist deshalb so wichtig, da ein verstärktes Nach-vorn-Rutschen des Schulterblatts (Protraktion) zu einer Drehung der Schulterblattgelenkpfanne nach vorn und nach unten führt und somit einen Teufelskreis auslösen kann. Die damit einhergehende erhöhte Muskelaktivität des Schulterblatthebers und des kleinen Brustmuskels führt zu einer stärkeren Fehlstellung des gesamten Schultergürtels durch weiteres Vorrutschen und Heben mit einer wiederum erhöhten Aktivität der genannten Muskeln und des Trapezmuskels. Chronische Überlastungen können die Folge sein: Muskelverhärtungen, Überdehnung und Kapselprobleme in der Schulter.

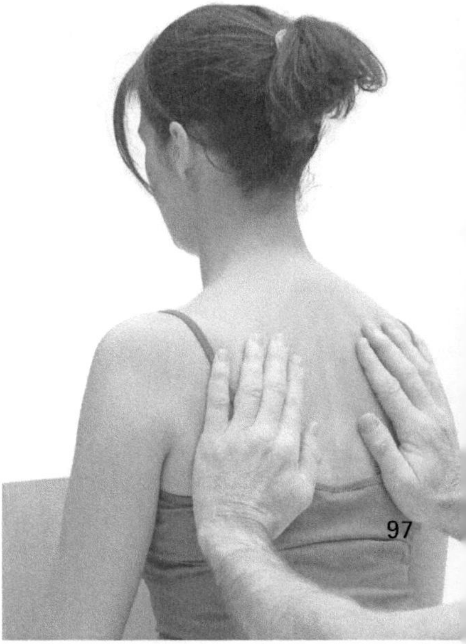

Übung 17: Armheben

Ziel: Wahrnehmung der Muskelspannung und der Schulterstellung bei unterschiedlicher körperlicher Arbeit und unterschiedlicher Bewegungsausführung

1. Zwei Personen stehen hintereinander. Die hintere Person legt die Hände auf die Schultern des vorderen Partners.
   Die vordere Person hebt die gestreckten Arme nach vorn bis in Schulterhöhe an. Der Partner fühlt die Spannung auf der Schultermuskulatur (Trapezmuskel). Danach führt die vordere Person das Armheben mit einem Thera-Band oder einem Gewicht aus (leichte Hantel, kleine Wasserflasche o. Ä.). Wiederholen Sie diese Übung 20–40 Mal.

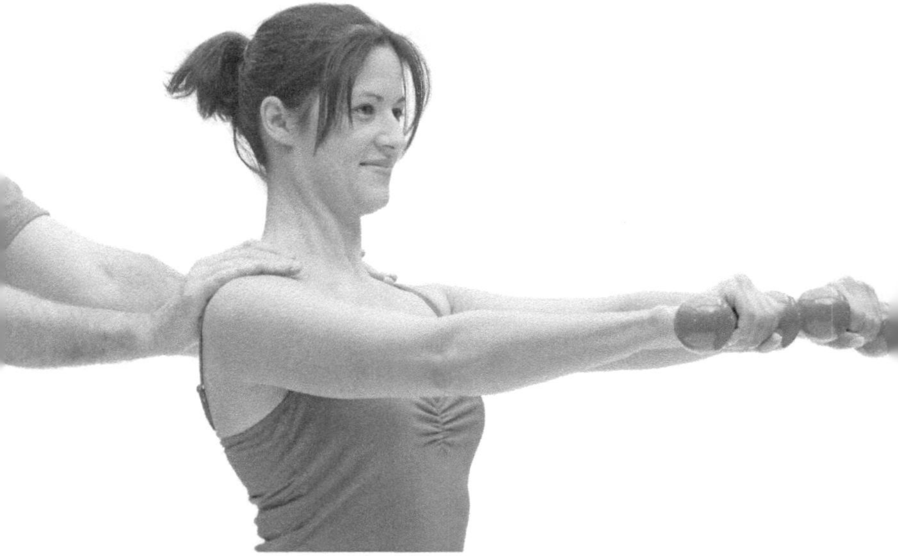

In der letzten Variante zieht der Übende vor dem Heben der Arme die Schulterblätter leicht nach unten. Wie hat sich die Spannung verändert?
Stehen die Schultern in günstiger Position, resultiert daraus eine deutlich geringere Spannung in der Schulter-Nacken-Muskulatur.

Damit Sie dies im Alltag leichter umsetzen können, stellen Sie sich beim Armheben vor, dass Ihre Schultern wie ein Gegengewicht gleichzeitig ein wenig nach unten rutschen.

Übungshinweis

✗ Statische Muskelarbeit kann zu Verspannungen führen. Beobachten Sie Ihre Schulterstellung im Alltag und lassen Sie Ihre Schultern locker in Mittelstellung auf dem Brustkorb liegen.

Übung 18: Aufsteiger

Ziel: Aufrichtung der gesamten Wirbelsäule – Integration der Halswirbelsäule in die Aufrichtung und somit muskuläres Zusammenwirken aller Wirbelsäulenabschnitte

1. Stellen Sie sich in einen Türrahmen. Das Standbein ist etwa 2–3 Fußlängen vom Türrahmen entfernt. Das Spielbein ist hinter dem Körper abgestellt. Greifen Sie mit beiden Händen in Höhe Ihres Kopfes an den Rahmen.

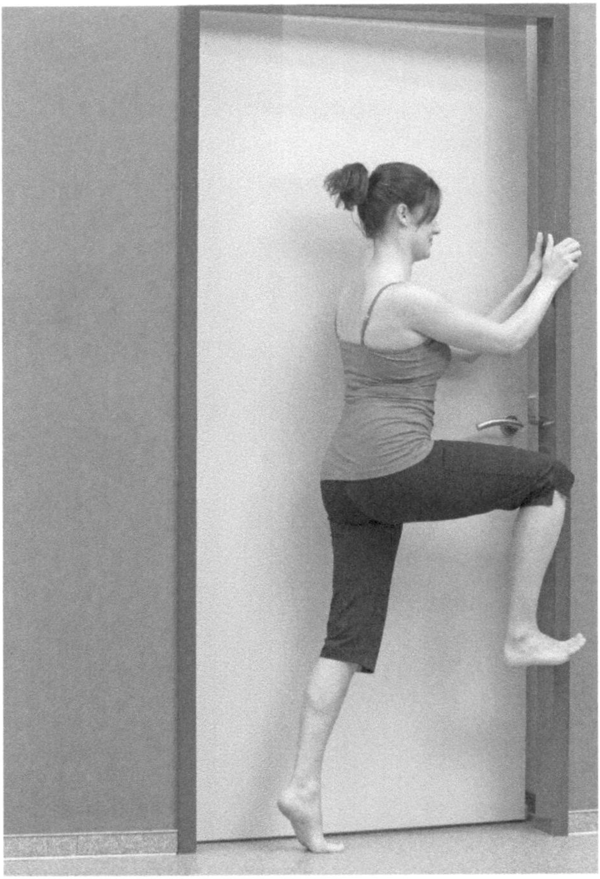

2. Drücken Sie mit Ihren Händen gegen den Rahmen und ziehen Sie dabei die Arme leicht nach unten hinten, bis Sie eine Muskelspannung im Rumpf erspüren. Ziehen Sie den Bauchnabel leicht ein. Führen Sie das hintere Bein (Spielbein) nach vorn, seitlich am Türrahmen vorbei, gleichzeitig wird das vordere Bein (Standbein) im Kniegelenk gestreckt. Sie ziehen sich quasi am Türrahmen hoch! Führen Sie nach einigen Sekunden das Spielbein zurück in die Ausgangsstellung, wiederholen Sie die Bewegung drei bis fünf Mal und halten Sie für ca. 3–5 Sekunden die Endposition. Wechseln Sie das Bein.

Variation:

✗ Zur Intensivierung können Sie mit dem Standbein auch in den Zehenstand gehen.

Fehlerquellen:

- Sie vergessen, den Bauchnabel leicht einzuziehen, und verstärken somit ein Hohlkreuz in der Lendenwirbelsäule.
- Sie ziehen die Schultern hoch.

Übungshinweis

✗ Diese Übung verbindet zusätzlich Stabilität des Rumpfes und Dynamik der Beine.

Übungen zur Stabilisierung und Kräftigung

Zur Wirksamkeit von Stabilisations- und Kräftigungsübungen liegen deutliche Hinweise aus Studien der letzten Jahre vor. Bei akuten Nackenschmerzen nach einem Schleudertrauma zeigt beispielsweise eine aktiv übende Gruppe deutliche Verbesserungen gegenüber der nicht übenden Gruppe. Auch bei chronischen Nackenschmerzen ist aktives Training das Mittel der Wahl. Es ist genauso effektiv wie Physiotherapie oder manuelle Therapie und mindert effektiv Schmerzen. Bei den Übungen sind statische wie dynamische Übungen wirksam, besonders Nackenstabilisierungsübungen. Hinsichtlich einer Reduzierung der Schmerzen und der Störungen im Nackenbereich waren sowohl ein intensives isometrisches Nackenmuskeltraining mit elastischem Band wie auch dynamische Nackenmuskelübungen, kombiniert mit dynamischen Hantelübungen für Schultern, bei Frauen erfolgreich. Im Vergleich zu einem allgemeinen Fitnessprogramm (hier Radfahren) zeigten dynamische Kräftigungsübungen mit Hanteln für den Schulter-Nacken-Bereich (drei Mal 20 Minuten pro Woche) eine Schmerzreduktion sowie eine Kraft- und eine Muskelzunahme in der Trapezmuskulatur. Darüber hinaus zeigen Maßnahmen mit Trainingsübungen eine Reduktion der Häufigkeit und Intensität von Kopfschmerzen, im Vergleich zu alternativen Maßnahmen bei 10 Prozent der Patienten sogar eine komplette Reduktion.

Kräftigungsprogramme über wenige Wochen zeigen positive kurzfristige Effekte. Allerdings sind die Ergebnisse erst dann langfristig konstant positiv, wenn das Training über einen Zeitraum von mehreren Monaten durchgeführt wird, vermutlich aufgrund der Dauer der muskelphysiologischen Anpassung. Die folgenden Übungen nutzen zum einen die drei Bewegungsebenen «Beugung und Streckung», «Seitneigung und Rotation» und ihre Kombination, zum anderen die Funktionsweise «dynamisch-statisch» der Muskulatur.

Ansteuerung und Kräftigung der Muskulatur der Halswirbelsäule

Die folgenden Übungen dienen zur Ansteuerung und zur Kräftigung. Ansteuerung bedeutet, Muskeln oder Muskelketten gezielt willkürlich zur gesicherten Führung von Gelenken anzuspannen. Das ist insofern wichtig, da bei Schmerzen die stabilisierende Funktion der lokalen Muskeln durch ein verzögertes, dysfunktionales Ansteuerungsmuster nicht mehr gewährleistet ist. Stellen Sie sich einen Autofahrer vor, der immer schon im Voraus weiß, wann und wie stark beschleunigt und abgebremst wird, sodass die Muskeln quasi dauernd im Vorstartzustand stehen. Das verzögerte Muster gleicht einem Beifahrer, der immer nur reagieren kann. Durch diese Übungen ist eine Neuprogrammierung koordinierter Haltung und Bewegungsmuster im Sinne ökonomischer Bewegungen möglich. Erst wenn die Ansteuerung funktioniert, ist ein gezieltes Krafttraining mit definierten Gewichten, von Kleingeräten bis hin zum maschinellen Training, sinnvoll.

Die Muskeln an der Vorder- und Rückseite der Halswirbelsäule wie auch des Schultergürtels sind in Faszien eingeschlossen, die wiederum der Kraftübertragung dienen, selbst aber auch Kräfte zur Stabilisierung entwickeln können. Aus diesem Grund ist auch ein Training für die Muskulatur des Schultergürtels wichtig.

Sie können die Muskeln dynamisch (mit Bewegung) und statisch (durch Halten) trainieren. Im HWS-Bereich sollte der Schwerpunkt auf einer Verbesserung der Kraftausdauer liegen. Dynamische Übungen wiederholen Sie bei bewusst gleichmäßiger Bewegungsausführung in einer Serie etwa 15–20 Mal (ca. 40 Sekunden). Statische Übungen halten Sie etwa drei Mal 10–20 Sekunden. Nach einer Pause von 30–60 Sekunden wiederholen Sie die Serie noch zwei bis drei Mal. Für einen Trainingseffekt sollten Sie eine Ermüdung in der trainierten Muskulatur fühlen (Belastung «mittel bis schwer»).

Übung 19: Ansteuerung der vorderen Halsmuskulatur – Kopfbeugung (über die komplette Halswirbelsäule)

Ziel: Kräftigung der oberflächlichen und tiefen vorderen Halsmuskulatur

Sie liegen entspannt auf dem Rücken. Unterlagern Sie Ihren Kopf mit einem kleinen Kissen, sodass sich Ohr und Schulter ungefähr auf gleicher Höhe befinden.

Übungsbeschreibung:

1. Machen Sie eine Nickbewegung nach unten, ein Doppelkinn, und schauen Sie dabei in Richtung Ihrer Füße.
2. Um die Muskeln des Kopfgelenks zu aktivieren, heben Sie den Kopf fingerbreit an und halten diese Position für 8–10 Sekunden.
3. Um die Muskeln der gesamten Halswirbelsäule zu aktivieren, ziehen Sie das Kinn Richtung Brust und halten diese Position für 10–15 Sekunden. Wiederholen Sie diese Bewegungen jeweils zwei bis drei Mal.

Variation:

✗ Unter Beibehaltung des Doppelkinns drehen Sie Ihren Kopf zur Seite und heben dann Ihren Kopf ab.

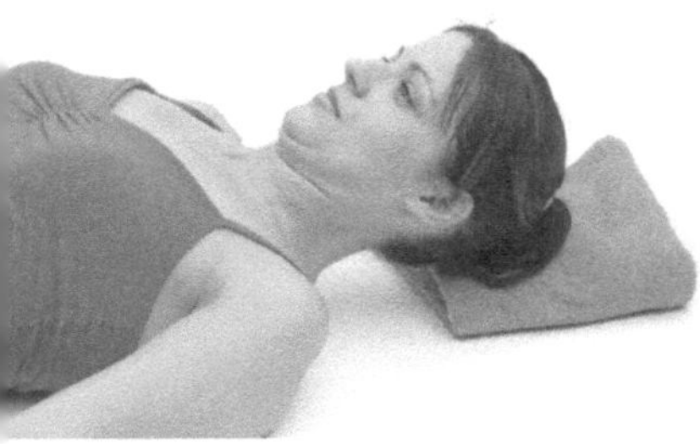

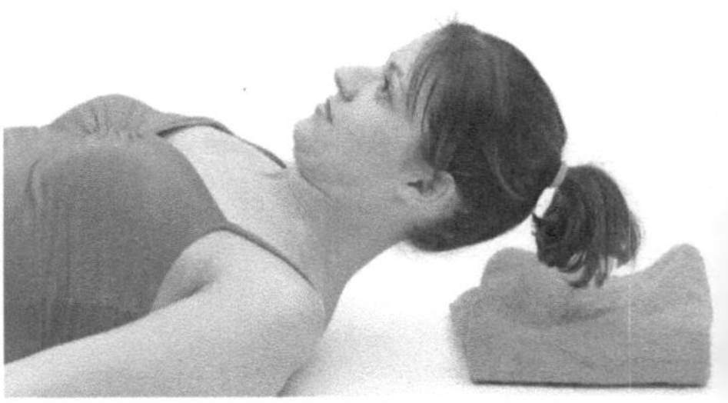

Variation mit Pezziball:

- ✗ Führen Sie die Bewegung auch aus leichter Überstreckung auf einem Pezziball durch. Hierbei wird der Kopf in der Überstreckbewegung in seinem Bewegungsumfang auch durch den Ball begrenzt.

Fehlerquelle:

- Das Kinn wird beim Anheben des Kopfes nach vorn geschoben.

Übungshinweise

- ✗ Lassen Sie Ihre Schultern während der Ausübung ganz locker. Legen Sie Ihren Kopf nur in den 5 Sekunden Pause ganz ab. Atmen Sie während der Übung normal weiter. Halten Sie beim Kopfabheben die Nickbewegung ein. Die vorderen Halsmuskeln sind meist zu schwach, daher wichtig zu beüben!
- ✗ Sollte Ihnen diese Übung erhebliche Schwierigkeiten bereiten, legen Sie sich auf eine schräge Unterlage. Dadurch wird der Hebel verringert.
- ✗ In dieser Übung trainieren Sie eher die globalen, kräftigsten Beuger der Halswirbelsäule (M. sternocleidomastoideus, Mm. scaleni).
- ✗ Sie können die Übung auch dynamisch mit 15 Wiederholungen durchführen.

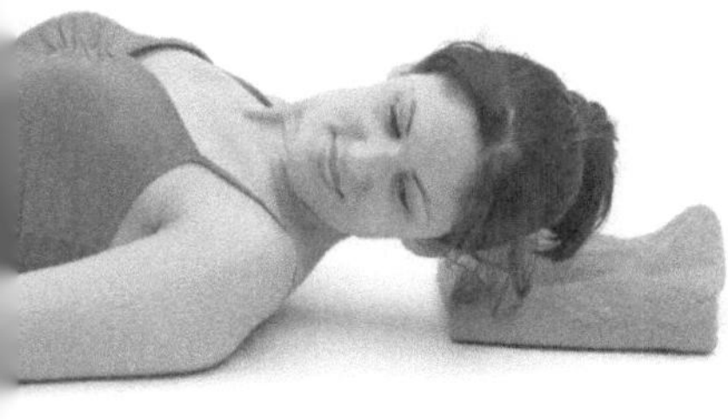

Übung 20: Kopfheben und Heben bei Kopfrotation

Ziel: Kräftigung der hinteren und rotatorisch wirkenden Halsmuskulatur (tiefe Nackenmuskulatur) in die Streckung

1. Legen Sie sich entspannt auf den Bauch, der Kopf liegt in Verlängerung Ihrer Wirbelsäule. Unterlagern Sie Ihre Stirn mit einem Handtuch.
2. Machen Sie Ihren Nacken durch eine Nickbewegung nach unten lang, so als ob Sie ein Doppelkinn machen wollten. Heben Sie den Kopf zwei bis drei Zentimeter an und halten Sie diese Position für 10–15 Sekunden. Wiederholen Sie diese Ausführung zwei bis drei Mal.

Intensitätssteigerung:

✗ Heben Sie zusätzlich Ihre Arme leicht von der Unterlage ab und ziehen Sie die Schulterblätter nach unten Richtung Wirbelsäule.

✗ Führen Sie die Übung im Vierfüßlerstand durch.

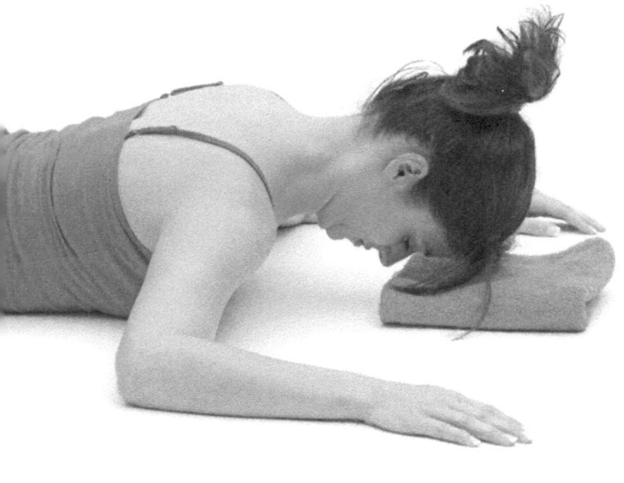

Variation in Drehlagerung des Kopfes:

- ✗ Heben Sie den Kopf leicht, sodass die Stirn die Unterlage verlässt, und drehen Sie den Kopf nach rechts oder links und halten Sie diese Position.

Fehlerquelle:

- Sie überstrecken Ihre Halswirbelsäule, indem das Kinn nach vorne geschoben wird.

Übungshinweise

- ✗ Lassen Sie Ihre Schultern während der normalen Übung ganz locker. Legen Sie Ihren Kopf nur in den 5 Sekunden Pause ab. Atmen Sie während der Übung normal weiter. Halten Sie beim leichten Kopfabheben die Nickbewegung ein. Die rotatorisch wirkende Muskulatur ist häufig sehr schwach ausgebildet.
- ✗ Sie können die Übung auch im Ellbogenstütz oder im Sitzen oder Stehen durchführen. Neigen Sie dann Ihren geraden Oberkörper etwa 45 Grad nach vorne und stützen Sie Ihre Hände auf den Knien ab.
- ✗ Sie können die Übung auch dynamisch mit 15 Wiederholungen durchführen.

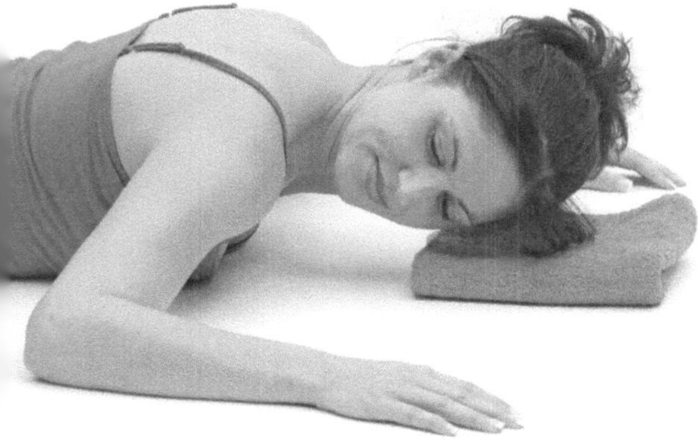

Übung 21: Kopf Seitheben

Ziel: Kräftigung der seitlichen Hals- / Nackenmuskulatur

1. Sie liegen auf der Seite, der Kopf liegt in Verlängerung Ihrer Wirbelsäule auf einem Kissen, Ihre Beine sind angewinkelt, der linke Ellenbogen drückt in den Boden. Der Handrücken des rechten Arms drückt gegen die Gesäßhälfte in Richtung des linken Ellenbogens.
2. Heben Sie den Kopf an, schauen Sie dabei nach vorn. Wiederholen Sie diese Ausführung 15 Mal. Wiederholen Sie die ganze Übung zwei bis drei Mal.

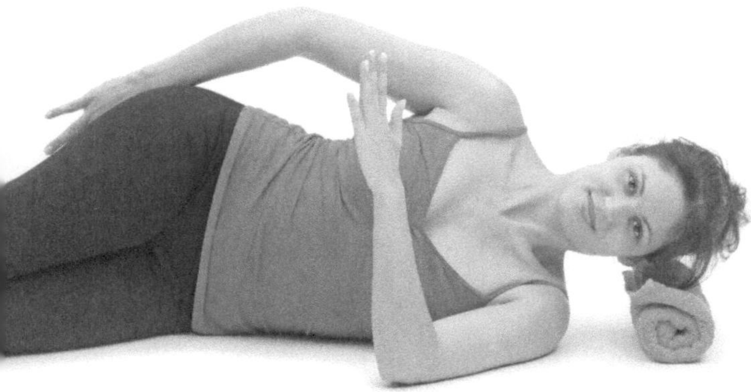

Variation zur Intensitätssteigerung

- ✗ Legen Sie eine Gewichtsmanschette (1–2 kg) auf Ihren Kopf. Heben Sie den Kopf so weit wie möglich nach oben.
- ✗ Sie können diese Übung zur Intensivierung auch im Seitstütz ausüben.

Fehlerquelle:

- Sie überstrecken Ihre Halswirbelsäule.

Übungshinweise

- ✗ Lassen Sie Ihre Schultern während der Ausübung angespannt in Richtung Wirbelsäule. Die Schulter zeigt möglichst senkrecht zur Decke, obere und untere Schulter liegen in einer Linie. Legen Sie Ihren Kopf nur in den 5 Sekunden Pause ab. Atmen Sie während der Übung normal weiter. Achten Sie dabei darauf, dass die Bewegung nicht in Beugungs- oder Streckstellung Ihres Kopfes ausgeführt wird. Sie können den Kopf auch seitlich auf dem ausgestreckten Arm ablegen.
- ✗ Mit dieser Übung trainieren Sie die kräftigsten Seitneiger der Halswirbelsäule (Mm Scaleni, M. levatur scapulae).
- ✗ Sie können die Übung auch statisch durchführen, indem Sie die Endstellung 10–15 Sekunden halten.

Übung 22: Zervikale Neutrale Position

Ziel: Ansteuerung der tiefen Nackenmuskulatur und der Zwischenschulterblattmuskulatur

Stellen Sie sich entspannt an eine Wand, die Füße stehen etwa zwei Fußlängen auseinander.

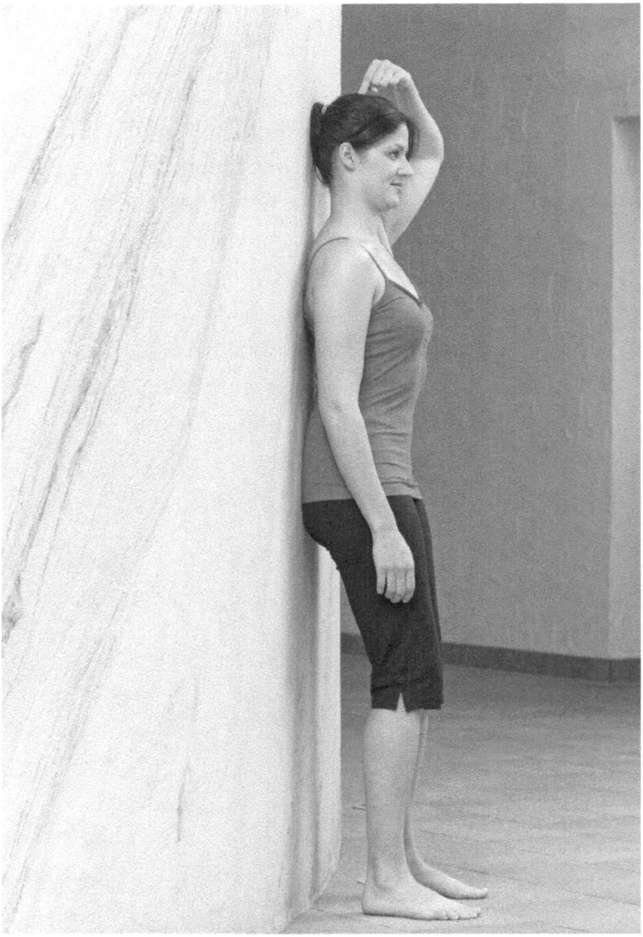

Übungsbeschreibung:

1. Machen Sie eine kleine Nickbewegung (Doppelkinn) nach unten.
2. Verlängern Sie Ihre Halswirbelsäule durch ein leichtes «Nach-oben-Rutschen gegen die Wand»; «Machen Sie den Nacken lang!» Halten Sie die Anspannung 10–15 Sekunden, wiederholen Sie diese Ausführung zwei Mal. Wiederholen Sie die ganze Übung zwei bis drei Mal.

Variationen zur Aktivierung der Streckmuskulatur:

- ✗ Drücken Sie die beiden Handrücken gegen die Wand. Ziehen Sie dabei bewusst die Schulterblätter Richtung Wirbelsäule und nach unten Richtung Gesäß.
- ✗ Drücken Sie mit Ihren angewinkelten Ellenbogen rücklings gegen die Wand, möglicherweise können Sie sich von der Wand leicht wegdrücken, sodass die Wirbelsäule Wandkontakt verliert.

Fehlerquelle:

- Verhindern Sie das Hohlkreuz, indem Sie Ihr Becken leicht nach hinten kippen. Sichern Sie muskulär diese Position, indem Sie Ihren Bauchnabel leicht nach innen ziehen. Achten Sie darauf, die Schultern nicht hochzuziehen.

Übungshinweis

- ✗ Kopf, Schultern, Lendenwirbelsäule und Gesäß behalten Kontakt zur Wand: Sie bekommen durch die Bewegung des Kopfes an der Wand eine «taktile» Rückmeldung.

Übung 23: Kräftigung der vorderen und seitlichen Halsmuskulatur

Ziel: Kräftigung der vorderen Halsmuskulatur

Legen Sie das in Kopfhöhe fixierte Thera-Band um Ihre Stirn. Stellen Sie sich aufrecht in eine stabile Schrittstellung, das Thera-Band soll leicht gespannt sein.

Übungsbeschreibung:

1. Machen Sie ein Doppelkinn, verlagern Sie Ihren gesamten Körper als Block behutsam nach vorn. Halten Sie die Endposition für 10–15 Sekunden. Wiederholen Sie diese Ausführung zwei bis drei Mal. Atmen Sie gleichmäßig weiter.
2. Drehen Sie sich um 90 Grad. Verlagern Sie nun Ihren Körper behutsam zur Seite.

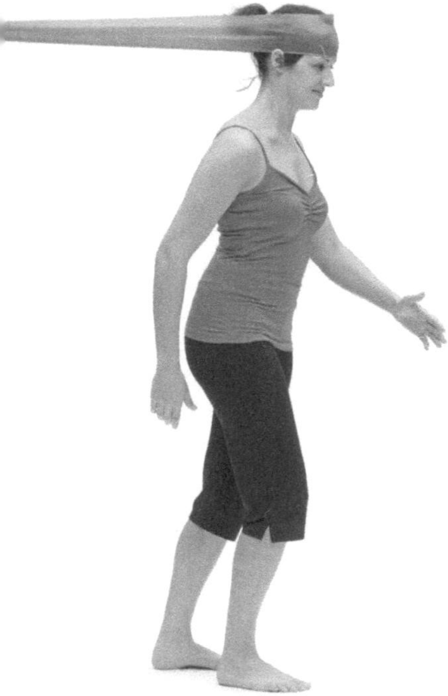

Fehlerquellen:

- Das Thera-Band ist nicht leicht vorgedehnt, sodass es vom Kopf wegrutscht.
- Sie vergessen das Doppelkinn, so gerät Ihr Kopf in Überstreckung.

Übungshinweis

✗ Halten Sie den Kopf in Verlängerung der Wirbelsäule und stabilisieren Sie ausreichend Ihre Lendenwirbelsäule (Bauchnabel einziehen). Sollte Ihnen der direkte Kontakt mit dem Thera-Band unangenehm sein, so legen Sie ein Taschentuch dazwischen. Die Häufigkeit der Störungen in diesem Körperabschnitt deutet auf die besondere Wichtigkeit dieser Übung hin. Da die Halswirbelsäule besonders beweglich ist, ist es wichtig, sie zu stabilisieren.

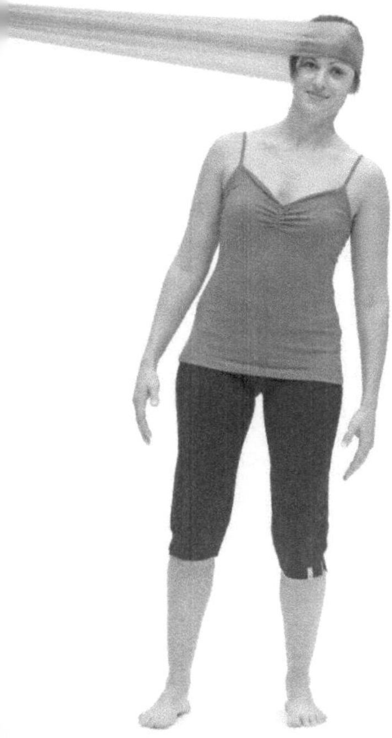

Übung 24: Kräftigung der Kopfdreher

Ziel: Kräftigung der rotatorisch wirkenden Halsmuskulatur

Umwickeln Sie Ihren Kopf mit dem Thera- Band. Halten Sie die Enden des Bandes auf Stirnhöhe fest.

Übungsbeschreibung:

1. Machen Sie ein Doppelkinn. Verstärken Sie den Zug mit der linken Hand. Schauen Sie nach rechts und drehen Sie gleichzeitig den Kopf nach rechts. Führen Sie die Bewegung 10–15 Mal durch. Nach einer Pause wiederholen Sie die ganze Übung zwei bis drei Mal. Dann wechseln Sie die Seite.

Fehlerquelle:

- Sie vergessen, die Übung mit der Augenbewegung zu initiieren.

Übungshinweise

- ✗ Halten Sie den Kopf in Verlängerung der Wirbelsäule und stabilisieren Sie ausreichend Ihre Lendenwirbelsäule (Bauchnabel leicht einziehen). Sollte Ihnen der direkte Kontakt mit dem Thera-Band unangenehm sein, so legen Sie ein Taschentuch dazwischen. Die Häufigkeit der Störungen in diesem Körperabschnitt deutet auf die besondere Wichtigkeit dieser Übung hin. Da die Halswirbelsäule besonders beweglich ist, ist es wichtig, sie zu stabilisieren.
- ✗ Die Dosierung steuern Sie durch Zug der Hand am Thera-Band.

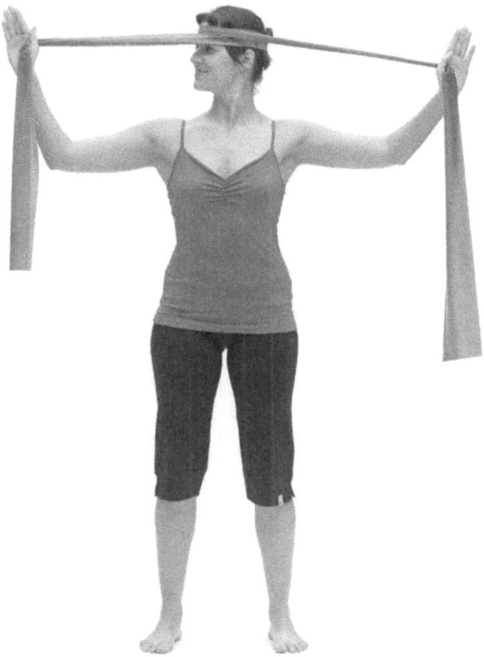

Übung 25: Schulterheben

Ziel: Kräftigung des Kapuzenmuskels und des Schulterblatthebers

1. Stehen Sie aufrecht und halten Sie die Gewichte seitlich am Körper.
2. Heben Sie Ihre Schultern in einer gleichmäßigen Geschwindigkeit 15–20 Mal nach oben in Richtung der Ohren soweit wie möglich an. Senken Sie danach Ihre Schultern wieder langsam und gleichmäßig ab, bis sie sicher auf dem Brustkorb aufliegen. Entspannen Sie Nacken und Kiefer. Nach einer kurzen Pause von 30 Sekunden wiederholen Sie die Serie noch zwei bis drei Mal.

Fehlerquelle:

- Das «Doppelkinn» wird vergessen, der Kopf wird nach vorne gezogen.

Übungshinweise

- ✗ Das empfohlene Gewicht für Beginner liegt bei 8–12 kg. Beginnen Sie mit einer Serie und steigern Sie langsam auf 2–3 Serien.
- ✗ Diese Übung eignet sich auch mit kleineren Hanteln (1–2 kg) als Bewegungspause am Arbeitsplatz.

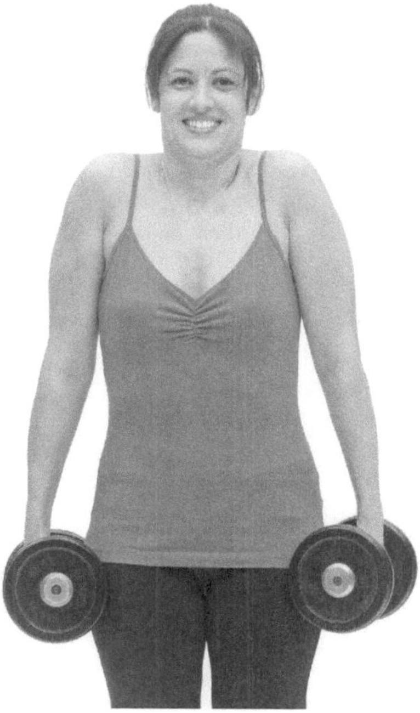

Übung 26: Seitheben, Schulterabduktion

Ziel: Kräftigung der Schultergelenkmuskulatur sowie Wahrnehmung einer tiefen Schulterblattstellung

Stehen Sie aufrecht. Wenn Sie die Übung mit Gewichten oder einem Thera-Band ausführen, halten Sie die Geräte seitlich neben dem Körper.

Einstiegsübung:

1. Heben Sie langsam beide gestreckten Arme bis zur waagrechten Position an (Flügel eines Flugzeugs), bis Sie deutlich eine Spannung auf den Muskeln über Schulterhöhe spüren. Halten Sie dabei die Schultern unten. Führen Sie am Endpunkt für etwa 20–40 Sekunden kleine Bewegungen nach oben und unten durch.

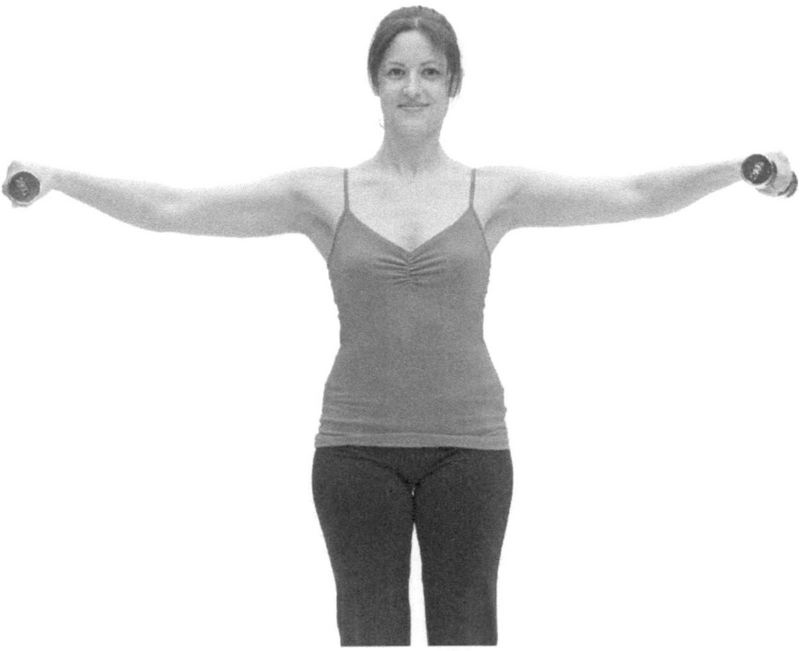

Seitheben mit Gewichten:

2. Heben Sie die Gewichte seitlich bis zur Schulterhöhe an. Die Arme sind jetzt waagrecht und die Ellenbogen minimal gebeugt. Senken Sie die Gewichte nun wieder kontrolliert nach unten ab. Wiederholen Sie die Bewegung 15–20 Mal. In einer kurzen Pause von etwa 20–30 Sekunden die Schultern bewusst lockern und die Serie noch ein bis zwei Mal wiederholen.

Variation:

✗ Ziehen Sie zusätzlich Ihre Hände nach oben und spreizen Sie Ihre Finger.

Fehlerquelle:

- Schulter wird hochgezogen, Kopf wird vorgeschoben.

Übungshinweis

✗ Die empfohlenen Gewichte für Beginner liegen bei etwa 1–2 kg und sind steigerbar bis zu 4 kg. Ein langsames Absenken erhöht die Spannung in der Muskulatur. Sie sollten keine oder nur wenig Spannung in der Nackenmuskulatur wahrnehmen. Beginnen Sie mit einer Serie und steigern Sie langsam auf 2–3 Serien.

Übung 27: Bogenschießübung

Ziel: Stabilisation des Schultergürtels unter dynamischer Übungsausführung

1. Stehen Sie im Grätschstand mit leicht gebeugten Beinen. Strecken Sie den linken Arm seitlich von sich weg, den Ellenbogen halten Sie leicht gebeugt.
2. Fassen Sie mit der rechten Hand das Thera-Band. Bewegen Sie den rechten Ellenbogen in Schulterhöhe langsam nach hinten, halten dort für 3–5 Sekunden und führen den Arm langsam wieder nach vorn. Wiederholen Sie die Bewegung 15–20 Mal. Nach einer kurzen Pause von 30 Sekunden wiederholen Sie die Serie noch zwei bis drei Mal.

Variation:

✗ Unterschiedliche Bewegungsgeschwindigkeiten.

Fehlerquellen:

- Die Schultern werden hochgezogen.
- Der stabilisierende Ellenbogen wird beim Halten überstreckt.
- Unzureichende Stabilisation des Restrumpfes.

Übungshinweis

✗ Bei dieser Übung wird zusätzlich die Stabilität des Handgelenks trainiert.

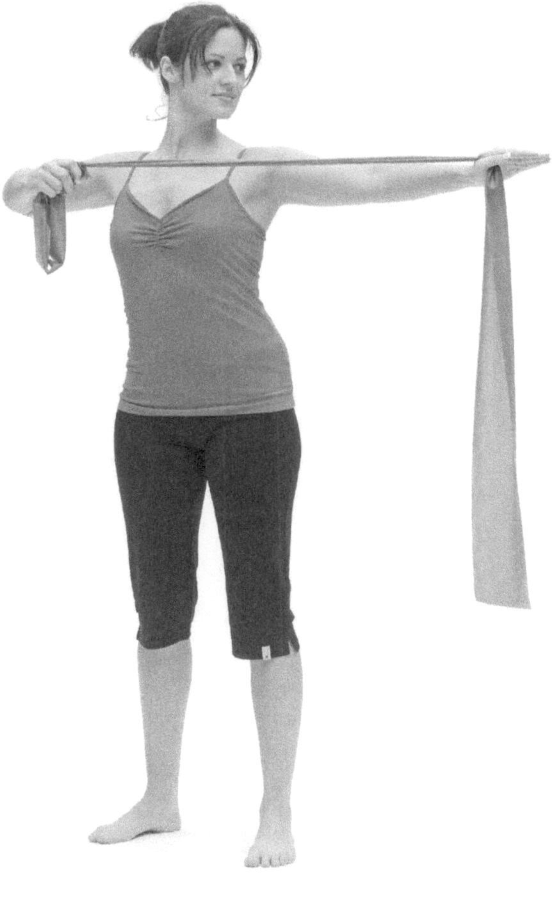

Übung 28: Kräftigung der Schulterblattmuskulatur

Ziel: Kräftigung der Schulterblattsenker und des breiten Rückenmuskels

1. Stehen Sie mit möglichst weit gespreizten Beinen, der Rumpf ist in der Hüfte leicht nach vorn geneigt.
2. Ziehen Sie das Thera-Band mit gestreckten Armen nach unten und nach hinten, indem Sie Ihre Schulterblätter Richtung Gesäß ziehen. Bewegen Sie das Thera-Band mit der gleichen Aufmerksamkeit in die Ausgangsstellung wieder zurück, indem Sie die Schulterblätter bewusst wieder hochziehen. Führen Sie die Bewegung 15–20 Mal durch. Danach machen Sie 30 Sekunden Pause und wiederholen die Übung noch zwei bis drei Mal.

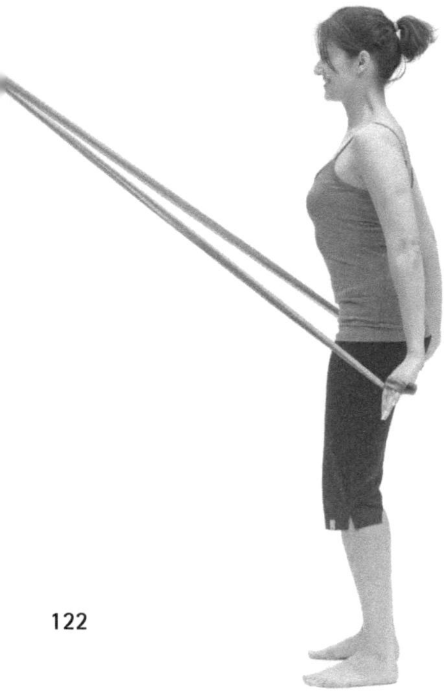

Variationen:

- ✗ Zur zusätzlichen muskulären Stabilisierung führen Sie in der Endposition kurze Bewegungsausschläge durch. Zur Intensitätssteigerung halten Sie das Thera-Band kurz in der Endposition und führen Sie es betont langsam in die Ausgangsstellung zurück.
- ✗ Sie können zur stärkeren Aktivierung des breiten Rückenmuskels die Arme noch nach innen rotieren.

Fehlerquelle:

- Sie beugen Ihre Arme bzw. ziehen mit Ihrem Trizepsmuskel.

Übungshinweis

- ✗ Halten Sie den Kopf in Verlängerung der Wirbelsäule, möglicherweise halten Sie Ihren Kopf in Nickstellung. Stabilisieren Sie ausreichend Ihre Lendenwirbelsäule (Bauchnabel einziehen).

Übung 29: Ganzkörperspannung

Ziel: Ansteuerung der Schulterblattstabilisatoren und Bauchmuskulatur

Die Beine sind möglichst weit gespreizt, die Ellenbogen auf der Tischoberfläche abgestützt. Ihr Brustbein schiebt nach vorne oben.

Übungsbeschreibung:

1. Drücken Sie beide Ellenbogen auf Ihre Tischoberfläche. Machen Sie ein Doppelkinn (Übung 3, 5). Ziehen Sie das straff gespannte Thera-Band mit gebeugten Armen nach außen.
2. Bewegen Sie das Band mit der gleichen Aufmerksamkeit in die Ausgangsstellung wieder zurück.
3. Führen Sie die Bewegung 10–15 Mal durch. Wiederholen Sie die ganze Übung noch zwei bis drei Mal.

Variation zur Intensivierung:

✗ Zur zusätzlichen muskulären Stabilisierung führen Sie in der Endposition kurze, zackige Bewegungsausschläge durch. Zur Intensitätssteigerung heben Sie beide Füße vom Boden leicht ab.

Fehlerquelle:

- Verlust der aufrechten Haltung.

Übungshinweise

- Halten Sie den Kopf in Verlängerung der Wirbelsäule, halten Sie Ihren Kopf in Nickstellung. Stabilisieren Sie ausreichend Ihre Lendenwirbelsäule (Bauchnabel einziehen). Das herkömmliche Thera-Band gibt es auch als sog. «Loop» (45,5 cm Umfang) für diese Übung.
- Sie können die Übung auch statisch durchführen, indem Sie die Endposition 10 – 15 Sekunden halten.

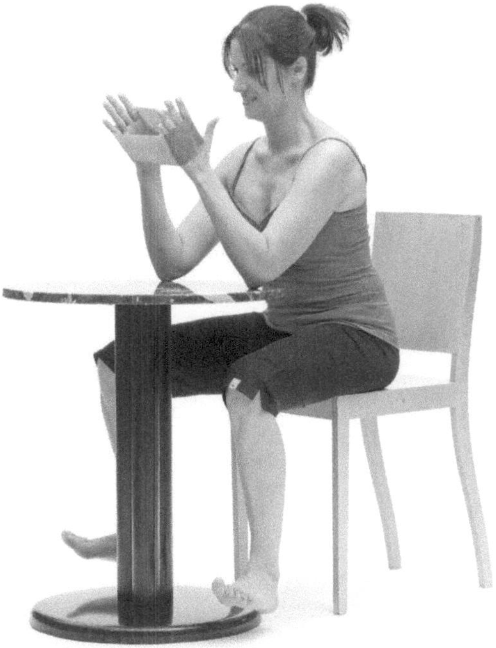

Übungen zur Entspannung

Übung 30: Tiefenmuskelentspannung oder Progressive Relaxation

Ziel: Spannungszustände der Schulterpartie wahrnehmen und durch bewusstes Entspannen lösen, gelöstere Grundstimmung und allgemeine Entspannung, Veränderung der Schmerzempfindlichkeit

Die einzelnen Muskelgruppen des Körpers werden bei gleichmäßiger Atmung 5–7 Sekunden angespannt und danach wieder entspannt. Lassen Sie die Entspannung etwa 20–30 Sekunden wirken und achten Sie auf Empfindungen, die sich als Folge der An- und Entspannung einstellen können, wie Prickeln oder ein Gefühl von Wärme und Schwere. Wenn Sie möchten, führen Sie die «Anspannung – Entspannung» bei jeder Muskelgruppe nochmals ein bis zwei Mal durch, bis Sie die Muskelgruppe als tief entspannt wahrnehmen.

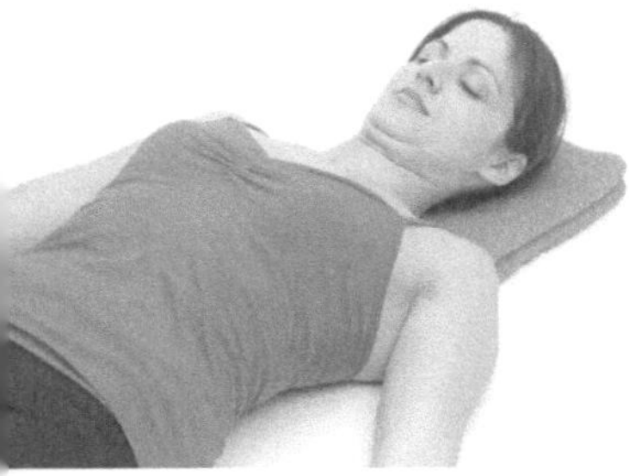

Nacken:
Schulterspitzen in den Boden drücken, den Nacken gegen Unterlage drücken.

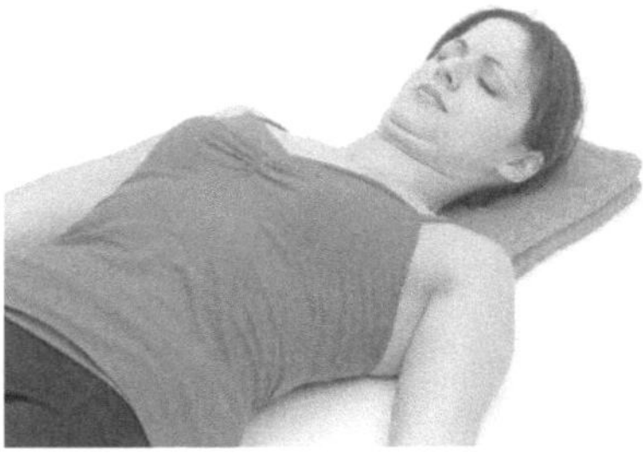

Gesicht 1:
Die obere Gesichtshälfte anspannen und bei geschlossenen Augen die Stirn hochziehen.

Ergänzung:

- Postisometrische Relaxation des kleinen Brustmuskels (M. pectoralis minor). Heben Sie eine (beide) Schulter(n) leicht nach oben Richtung Decke an und atmen Sie dabei langsam ein. Halten Sie die Spannung für 7–10 Sekunden. Atmen Sie aus und lassen Sie die Schulter langsam nach unten absinken. Drücken Sie nun die Schulter minimal nach unten in Richtung Unterlage. Wiederholen Sie den Vorgang drei Mal.

Übungshinweis

- Sie können die Tiefenmuskelentspannung in bequemer Kleidung im Sitzen oder im Liegen durchführen. Wenn alle Muskelgruppen entspannt sind, sollten Sie den Zustand der Entspannung noch eine Zeitlang genießen. Wandern Sie in Gedanken nochmals alle Körperpartien durch, bis Sie sich zurückholen, indem Sie sich recken und strecken und die Augen öffnen.

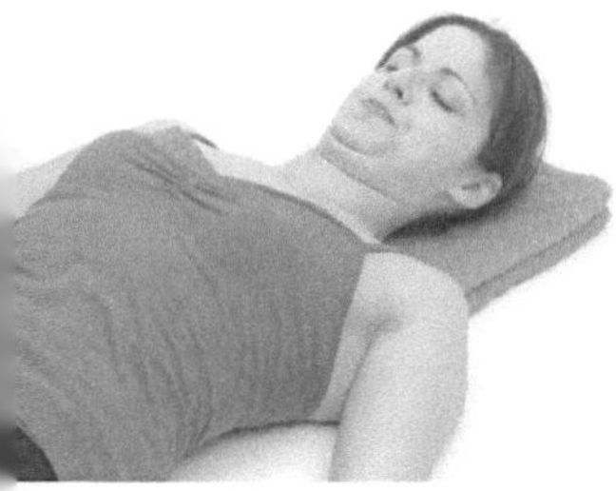

Gesicht 2:
Die Lippen aufeinanderdrücken, Zähne zusammenbeißen, Zunge gegen Gaumen drücken.

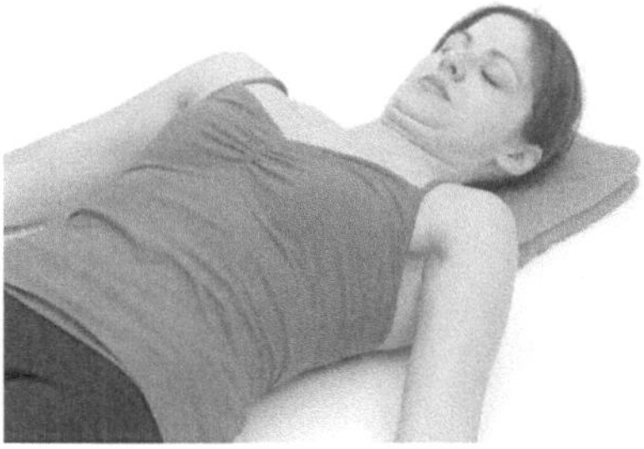

Schulter:
Die Schultern nach oben ziehen und das Kinn Richtung Brust bewegen.

Übung 31: Atemwahrnehmung und Entspannung durch ruhiges Atmen

Ziel: Wahrnehmung der Bauch- und Brustatmung, allgemeine Entspannung, Aufmerksamkeitslenkung

1. Nehmen Sie sich einige Minuten Zeit und lehnen Sie sich entspannt zurück. Noch besser gelingt die Entspannung zumeist im Liegen auf dem Rücken.
2. Atmen Sie langsam und tief ein und aus. Atmen Sie in Ihren Brustkorb und auch in Ihren Bauch. Spüren Sie das Heben und Senken des Brustkorbs und der Bauchwand. Zur Kontrolle legen Sie eine Hand auf den Bauch, die andere auf Ihr Brustbein. Spüren Sie die zunehmende Entspannung mit jedem

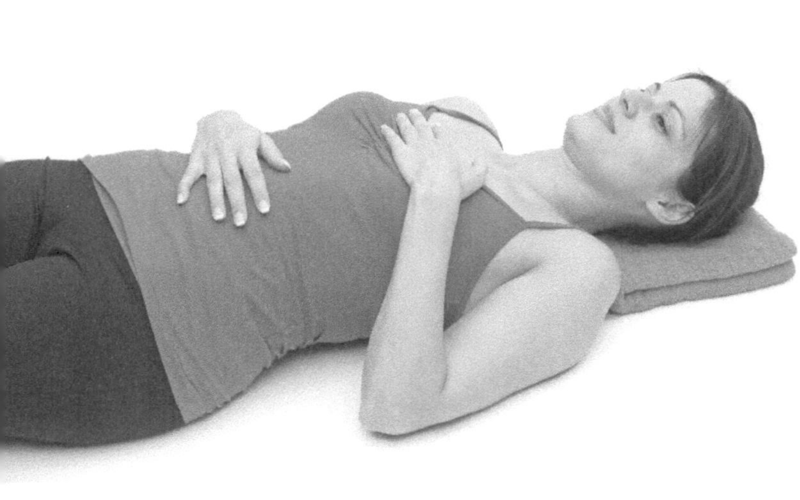

Ausatmen. Versuchen Sie einmal, beim Einatmen die Schultern etwas hochzuziehen, um dann mit jeder Ausatmung die Schultern immer lockerer werden zu lassen. Stellen Sie sich dabei ein Bild vor, wie sich durch jedes Ausatmen ein Teil der Verspannung löst und mit der verbrauchten Luft durch die Ausatmung davonfließt.

Variation Entspannung der Atemhilfsmuskulatur:

- ✗ Legen Sie im aufrechten Sitz die Unterarme locker auf die Oberschenkel oder Armlehnen, ohne dass ein Ziehen auf der Nackenmuskulatur spürbar ist. Atmen Sie durch die Nase ein und drücken Sie dabei die Unterarme gegen die Oberschenkel. Atmen Sie langsam durch die leicht geöffneten Lippen aus (dosierte Lippenbremse).

Variation Räkeln und Gähnen:

- ✗ Strecken Sie Ihre Arme abwechselnd so hoch wie möglich zur Decke. Sie können sich dabei auch gleichzeitig weit zur Seite neigen. Öffnen Sie dabei Ihren Mund weit. Atmen Sie dabei tief ein und lassen Sie sich beim Ausatmen zusammenfallen. Führen Sie diese Übung drei bis fünf Mal aus.

Übung 32: Entspannung der Gesichts- und Nackenmuskeln – Selbstmassage

Ziel: Entspannung der Kopfhaut, der Gesichts- und Nackenmuskeln und Verbesserung der Blutzirkulation im Augen- und Gesichtsbereich

1. Setzen Sie sich entspannt auf einen Stuhl, der Kopf sollte angelehnt sein.
2. Reiben Sie die Hände mehrmals aneinander, bis sie sich warm anfühlen. Massieren Sie sich mit geschlossenen Fingern und langsam kreisenden Bewegungen beidseits beginnend an den Nackenmuskeln hoch zum Hinterhaupt. Massieren Sie Kopfmuskulatur, Stirnmuskulatur, Schläfenmuskeln, Augenmuskeln und Wangenmuskeln.
3. Fahren Sie fort mit knetender Hand am Kapuzenmuskel vom Kopf bis zur Schulter.

Variante mit Massageöl:

✗ Geben Sie ein bis zwei Tropfen auf Ihren Zeigefinger und massieren Sie leicht und kreisförmig Ihre Schläfen. Genauso massieren Sie Ihre Augenbrauen neben der Nasenwurzel. Gehen Sie mit dem Öl sparsam um und schließen Sie bei der Anwendung Ihre Augen vor flüchtigen Dämpfen. Johanniskrautöl wirkt wärmend, und vor allem bei Muskelschmerzen können Sie es an den betroffenen Stellen leicht einmassieren.

Fehlerquellen:

- Zu hektische, kreisende Bewegungen, nicht bei entzündlicher Haut durchführen.
- Der Druck Ihrer Finger auf das Gewebe ist zu stark, es entsteht Gegenspannung.

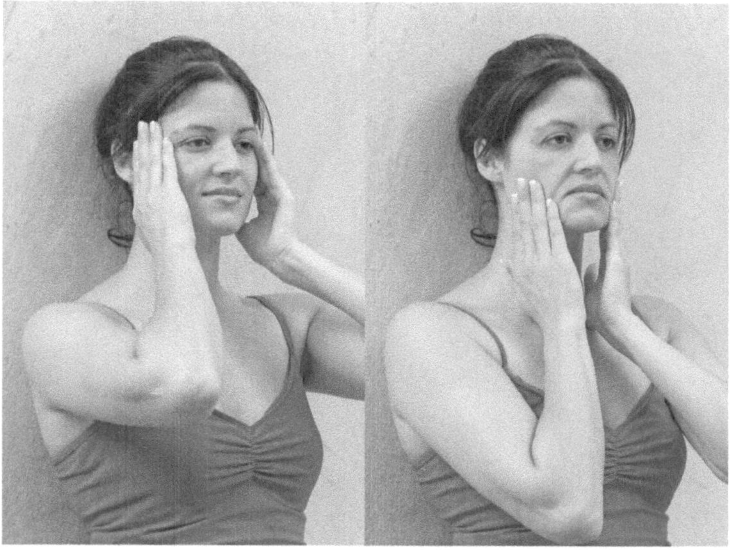

Übungshinweis

✗ Sie haben unmittelbaren Kontakt mit dem Gewebe und somit indirekt auch Einwirkung auf die Halswirbelsäule. Pro Muskeleinheit führen Sie etwa zehn kreisende Bewegungen aus.

Übung 33: Nackenentspannung mit Tennisbällen

Ziel: Über Kompression von schmerzhaften Punkten im Gewebe mittelfristig eine Reduktion der Spannung

Ausgangsstellung:

Stellen Sie sich rücklings mit leicht gebeugten Beinen an eine Wand. Legen Sie sich einen oder zwei Tennisbälle in den zu massierenden Bereich.

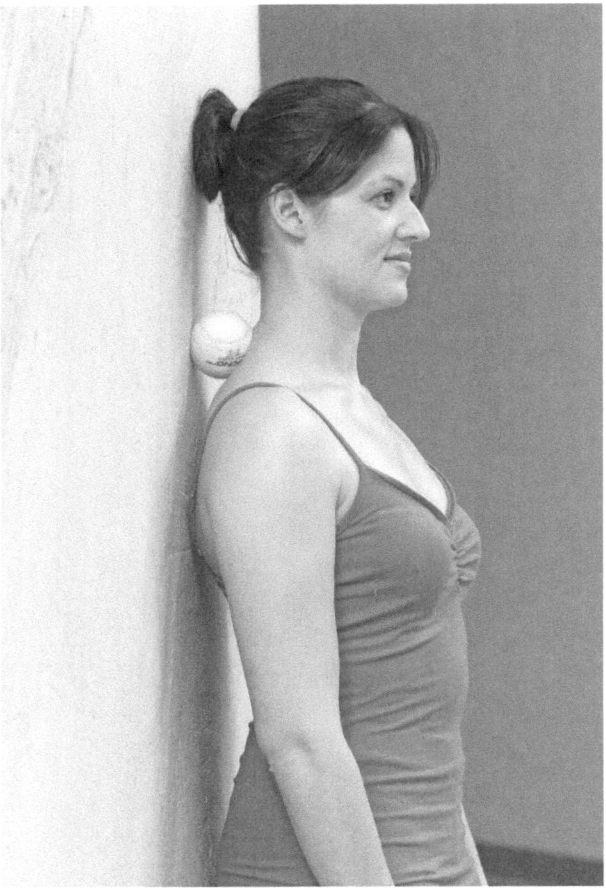

Übungsausführung:

1. Bewegen Sie sich mit dem Körper von oben nach unten und von rechts nach links und massieren Sie sich den gewünschten Bereich. Durch entsprechenden Druck mit dem Körper können Sie die Intensität selbst variieren. Sie können auf einem Schmerzpunkt auch für einige Sekunden (10–30 Sekunden) verweilen.

Übungshinweise

- ✗ Personen mit Schmerzen zeigen eine größere Aktivität der Halswirbelsäulen-Streckmuskulatur, der obere Trapezius und ein Teil der Brustkorbmuskeln (M. scalenus anterior) können schlecht entspannen.
- ✗ Die Übung können Sie auch im Liegen durchführen.

Übung 34: Augenentspannung «Palmieren»

Ziel: Entspannung der Augenmuskulatur

Setzen Sie sich bequem auf einen Stuhl. Reiben Sie Ihre Handflächen warm. Ihre Ellenbogen sind abgestützt. Kreuzen Sie Ihre Finger auf der Stirn und bedecken Sie mit Ihren aufgewärmten Händen Ihre Augen, ohne die Augäpfel zu berühren. Decken Sie die Augen so ab, dass möglichst kein Licht eindringen kann. Schließen Sie Ihre Augen.

Übungsausführung:

1. Atmen Sie drei Mal tief und bewusst durch die Nase ein und den Mund aus. Öffnen Sie die Augen und blicken Sie ins Leere. Lassen Sie bewusst die Spannung aus Ihren Augenmuskeln herausströmen. Nehmen Sie die Hände von den Augen und lassen Sie sie noch einen Moment geschlossen.

Fehlerquellen:

- Ihre Hände berühren den Augapfel.
- Die Augen sind nicht vollständig abgedunkelt.

Übungshinweis

✗ Muskelzuckungen und Lichtblitze sind normal. Druckgefühl nicht!

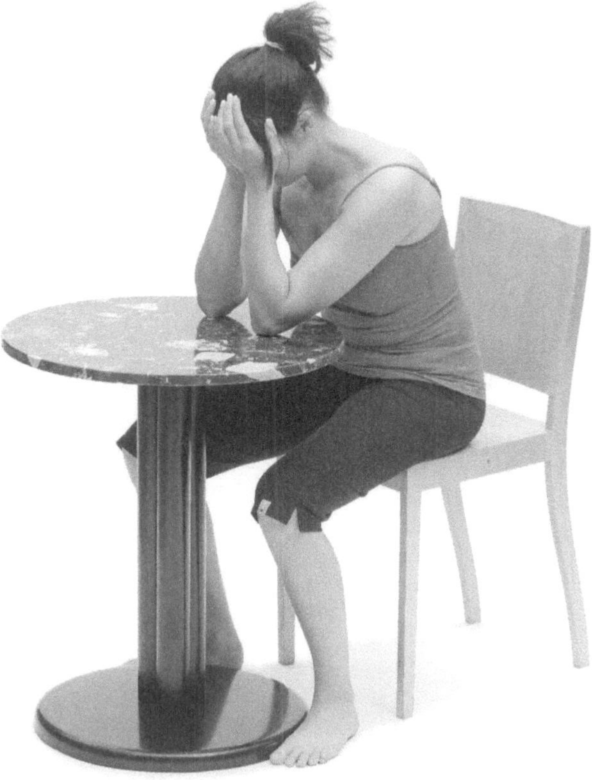

Übung 35: Mundboden

Ziel: Entspannung des Mundbodens

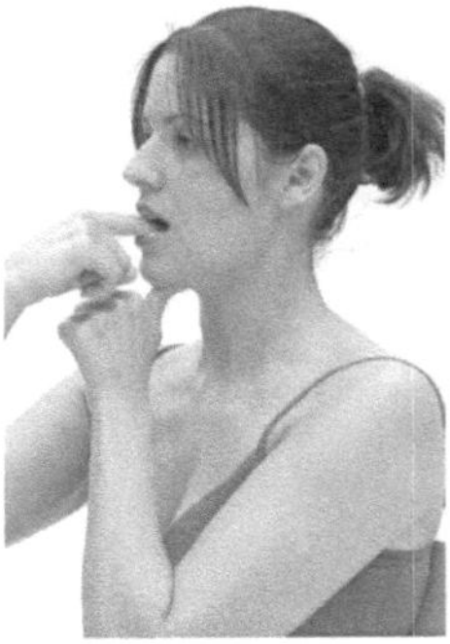

1. Setzen Sie sich angelehnt auf einen Stuhl. Setzen Sie den Zeigefinger einer Hand im Mund unterhalb der Zunge auf den Mundboden. Den Daumen der anderen Hand legen Sie von außen auf den Mundboden, sodass beide Finger sich treffen.
2. Unter leichtem Druck führen Sie parallel kreisende Bewegungen aus. Versuchen Sie, den gesamten Mundboden so zu behandeln.

Übungshinweise

- ✗ Die Ausführung kann schmerzhaft und unangenehm sein, bleiben Sie jedoch so entspannt wie möglich. Die Ausführung kann mehrere Minuten andauern. Die Spannungen im Bereich des Mundbodens darf man nicht unterschätzen.
- ✗ Eine vermehrte Spannung hat Auswirkungen auf den gesamten Kauapparat und den Nacken!

4. Das Akut-Programm bei Nackenschmerzen

Auf den folgenden Seiten finden Sie Anwendungen, die Ihnen bei akuten und chronischen Schmerzen des Nackens helfen können. Dazu gehören:

- entlastende Lagerungen wie Rückenlage oder Seitenlage;
- wohltuende Wärmeanwendungen wie Wärmflasche, Kirschkernsäckchen, ätherische Öle, Duschen, temperiertes Bad, Fußbad, Rotlichtlampe, feuchtwarme Umschläge, z. B. heiße Kartoffelauflage, Wärmepflaster, Heublumensack, heiße Rolle, Wickel;
- schmerzlindernde Kälteanwendungen wie Gelkissen / Gelkühlbeutel aus Eisfach, Kirschkernkissen aus Eisfach, Eispackung, Eiseinreibung;
- sanfte und entspannende Massagen: Partnermassage, Fußmassage;
- Entspannungsmethoden wie z. B. Tiefenmuskelentspannung;
- ruhiges Atmen;
- Akupressur;
- Triggerpunktmassage;
- Bewegung spezifisch: Beweglichkeit: Traktion, Mobilisation, Dehnung; Ansteuerung von Bewegung, Koordination von Bewegungsmustern;
- Bewegung allgemein: Alltagsbewegungen, Ausgleichsbewegungen, weiterführende Bewegungsformen;
- Tape-Anlage: Kinesiotaping;
- Schmerzmittel.

Entlastende Lagerungen

Bei einem akuten Schmerz können eine entlastende Lagerung und auch Ruhe dadurch helfen, dass es zu einer Druckminderung auf die Bandscheiben, das umliegende Gewebe der Nerven und den Knorpel der Wirbelgelenke kommt. Im Prinzip können Sie jede für Sie angenehme, schmerzfreie Lagerung wählen. Wechseln Sie aber in der Akutphase zwischen schmerzfreier Lagerung und leichter Bewegung ab, da ausschließliche Ruhe zu einem reduzierten Stoffwechsel in den Geweben, Muskelabbau und Konditionsrückgang führt, was zur Verschlimmerung der Symptomatik führen kann. Werden Sie also so bald wie möglich wieder aktiv.

- **Rückenlage**
  Unterlagern Sie den Kopf mit einem zusammengerollten Handtuch oder einem Nackenkissen. Sie können auch gern mit einem Kissen beide Knie und somit weiterlaufend das Becken und die Wirbelsäule entlasten.

- **Seitenlage**
  Legen Sie sich mit der nicht betroffenen Seite nach unten. Der Kopf liegt in Verlängerung der Halswirbelsäule, unterlagern Sie also den Kopf mit einem Kissen.
  Winkeln Sie ein Bein in Hüfte und Knie 90 Grad an und lagern Sie es auf einer mehrfach gefalteten Bettdecke. Ihre Unterschenkel sollten horizontal liegen.

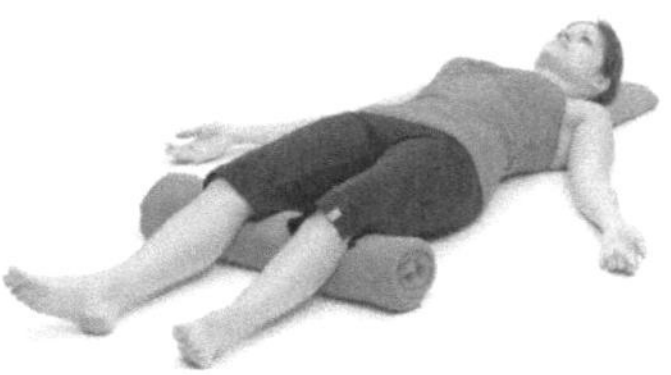

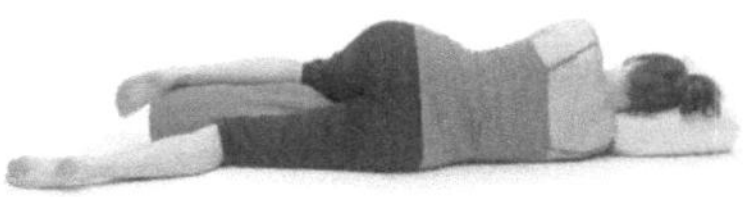

Wohltuende Wärmeanwendungen

Nutzen Sie die entspannende Wirkung von Wärmeanwendungen durch Wärmflasche, Kirschkernkissen, wärmende Salben oder wärmende Umschläge. Die positive Wirkung entfaltet sich nicht nur bei Anwendung auf den Beschwerdebereich, in vielen Fällen lässt sich über eine Reflexwirkung auch durch eine Wärmflasche auf dem oberen Brust- oder Bauchbereich eine entspannende Wirkung im Nacken erzielen.

Wichtig: *Falls es unter der Wärmeanwendung nicht zu einer angenehmen Verbesserung kommt – bitte sofort mit der Behandlung aufhören.*
Wärmestauende oder heiße Anwendungen niemals bei akuten Entzündungen, z. B. bei geschwollenen Gelenken, auflegen. Bei Gefäß- und Herzerkrankungen fragen Sie Ihren Arzt.

Wir schlagen Ihnen Beispiele vor, die praktikabel und schnell wirksam sind:

- **Duschen**
  Lassen Sie einen heißen, noch tolerablen Wasserstrahl mehrere Minuten auf das schmerzhafte Gebiet treffen.

- **Temperiertes Bad**
  Baden Sie etwa 10–15 Minuten bei einer Wassertemperatur von ca. 38 Grad Celsius. Trocknen Sie sich danach gut ab und ruhen Sie ca. 30 Minuten in einem möglichst angewärmten Bett nach. Vorsicht beim Ein- und Aussteigen. Ein Badezusatz, z. B. Baldrian, Hopfen oder Melisse, wirkt entspannend, entkrampfend und schmerzlindernd.

  Auch ein basischer Badezusatz als Vollbad zur generellen Entschlackung des Körpers ist sehr hilfreich (drei volle Esslöffel

Pulver, empfohlene Badezeit ca. 30 Minuten). Alle 5–10 Minuten die Haut leicht bürsten oder mit Waschlappen abreiben. Dabei bitte die weitere Anleitung auf der Packungsbeilage beachten.

- **Kirschkernkissen**

Erhitzen Sie das Kirschkernkissen in der Mikrowelle oder im Backofen, bei ca. 120 Grad ist das erhitzte Säckchen noch angenehm verträglich. Legen Sie ggf. ein dünnes Tuch zwischen Kissen und Haut und lassen Sie das Kissen etwa 20–30 Minuten auf der betroffenen Stelle liegen.

Legen Sie sich mit dem Rücken (betroffene Region) auf das aufgewärmte Kissen oder legen Sie das Kissen auf das Brustbein. Auch im Sitzen können Sie das Kirschkernkissen zwischen Lehne und die betroffene Region (Brustwirbelbereich oder seitlichen Brustkorb) platzieren. Achten Sie darauf, dass der Rücken entspannt bleibt. Oder legen Sie das erhitzte Kirschkernkissen unter einen engen Pulli und schieben Sie es an die betroffene Region.

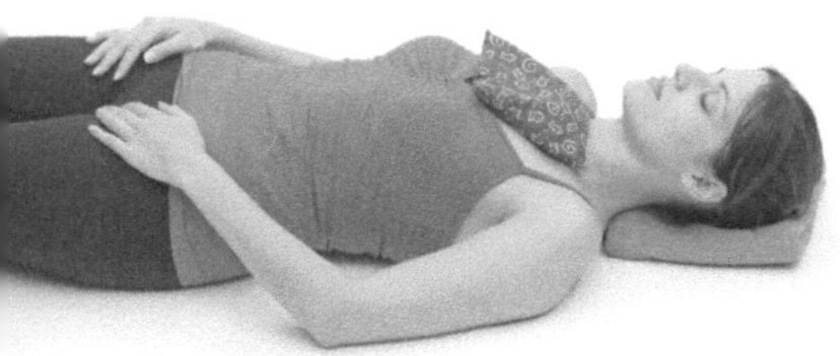

- **Fußbad**

Viele Nervenbahnen enden an den Fußsohlen, somit kann von hier aus der gesamte Körper beeinflusst werden. Viele Menschen leiden unter kalten Füßen, aus unterschiedlichen Ursachen. Insbesondere bei Stress, Angst und Schmerzen reagiert unser Körper mit kalten Füßen. Durch ein heißes Fußbad erweitern sich die Blutgefäße, es kommt zum vermehrten Blutfluss.

Aufsteigendes Fußbad: Baden Sie Ihre beiden Füße in einer Schüssel mit 35 Grad warmem Wasser. Gießen Sie alle 5 Minuten heißes Wasser hinzu, bis Sie eine Endtemperatur von 45 Grad erreichen, sofern für Sie tolerabel. Legen Sie sich danach für 30 Minuten ins Bett.

- **Wickel**

Die heilende Wirkung besteht in der Einwirkung auf den Organismus. Wärme oder Kälte wirken anregend auf den Stoffwechsel, die Durchblutung, auf das vegetative Nervensystem sowie das Immunsystem. Die Anwendung von Wickeln ist ein altes und bewährtes Verfahren aus dem Bereich der Regulationsmedizin bzw. Naturheilverfahren.

Ein Wickel besteht meist aus drei Lagen. Als erste Lage dient ein Leinentuch. Es wird angefeuchtet und kann weitere Wirkstoffe wie z. B. Quark enthalten und wird direkt faltenfrei auf die Haut gelegt. Darüber kommt ein Baumwolltuch. Als dritte Lage dient ein weiches Wolltuch, das die Wärme speichert. Die Liegedauer beträgt etwa 20 Minuten. Wickel müssen spätestens abgenommen werden, wenn Sie zu frieren beginnen.

Ein Halswickel wird von Kinn und Hinterhaupt handbreit abwärts angelegt, ein Brustwickel von den Achselhöhlen bis ungefähr zum unteren Rippenbogen.

Mögliche Auflagen sind Heilerde, 20-prozentiger Quark, Salben, Pasten wie z. B. «Enelbin».

Variation «Retterspitz» (äußerlich, sehr altes Hausmittel!): Die flüssige milchig trübe Suspension enthält u. a. Rosmarinöl, Arnikatinktur und Thymol. Sie wirkt antientzündlich, schmerzstillend und abschwellend. Ein dünnes Leinentuch wird in purem oder leicht verdünntem Retterspitz getränkt, ausgewrungen und über die schmerzende Stelle gelegt.

- **Wärmepflaster**

Kleben Sie das Wärmepflaster auf das betroffene Gebiet. Die Haut sollte gereinigt (u.a. kein Schweiß) und unverletzt sein. Der Inhaltsstoff Cayennepfeffer führt dabei zu einer lokal erhöhten Durchblutung. Wechseln Sie das Pflaster täglich und bringen Sie den Wirkstoff nicht an Schleimhäute, z.B. Augen. Das Pflaster darf nicht mit Wasser in Kontakt kommen. Sie können das Pflaster je nach erforderlicher Größe auch zurechtschneiden, legen Sie das übrig gebliebene Pflaster wieder in die Verpackung. Bei empfindlicher Haut sollten Sie ein schonendes Pflaster (sensitiv / sensibel) ausprobieren.

Variante: Oftmals sind Therapie-Pads mit langsamer Wärmeabgabe besser verträglich. Sie basieren auf dem gleichen Wirkungsmechanismus wie ABC-Pflaster, enthalten jedoch keinen Cayennepfeffer, sondern Eisen und Kohle. Dadurch sind sie hautfreundlicher und hypoallergen. Nach 30 Minuten wird der Wirkungsgrad erreicht, der ca. 7–8 Stunden anhält.

Weitere Anwendungen sind (siehe die dort beigefügten Anleitungen): Rotlichtlampe, Heizkissen, ätherische Öle, heiße Rolle, Tigerbalsam, feuchte Umschläge.

Schmerzlindernde Kälteanwendungen

Kälte reduziert die Schmerzempfindlichkeit (Betäubung) und sorgt somit für eine Symptomlinderung. Die Ursache der Beschwerden wird damit allerdings nicht behoben. Kälte nimmt Einfluss auf die Muskelspannung und wirkt entzündungshemmend. Kälteanwendungen können bei schmerzhaften Reizerscheinungen und akuten entzündlichen Prozessen (z.B. entzündete Nervenwurzel) lokal durchgeführt werden. Die Anwendungsdauer von Kälte sollte aber 10–12 Minuten nicht übersteigen.

Größere Bewegungen und Belastungen sollten nach der Eisanwendung für die nächsten 60 Minuten vermieden werden.

Kälteanwendungen dürfen Sie nicht bei arteriellen Durchblutungsstörungen, Stoffwechselstörungen im Gewebe (trophische Störungen), Kälteallergien oder Empfindungsstörungen an der betroffenen Stelle anwenden. Bei Kältezittern oder zusätzlich auftretenden Verspannungen die Anwendung abbrechen!

- **Kirschkernkissen aus dem Eisfach**

Ca. 45 Minuten nach Entnahme aus dem Eisfach gibt es seine wohltuende trockene Kälte ab. Es kann ohne Überzug direkt auf die Haut gelegt werden und fühlt sich ggf. angenehmer an als nasses Eis.

- **Eispackung**

Geben Sie Eiswürfel in einen Leinensack. Lassen Sie sich durch Ihren Partner mit dem gefüllten Leinensack an den schmerzhaften Stellen einige Minuten massieren. Oder behandeln Sie selbst das betroffene Gebiet.

Sanfte und entspannende Massagen

Massage zeigt in Kombination mit anderen Behandlungen wie Lymphdrainage, Training, Traktion und Mobilisation positive Effekte bei Nackenschmerzen. Die Wirkungsmechanismen der Massage lassen sich auf mechanische, biochemische, reflektorische, energetische und psychische Effekte zurückführen. Bei langsamer und intensiver Durchführung kann die Massage Verspannungen und Verklebungen zwischen unterschiedlichen Gewebeschichten lösen. Es kommt zu einer vermehrten Durchblutung, auch in tieferen Schichten, zum gesteigerten Abtransport von Abfallprodukten und zur Schmerzlinderung. Sie führt zu einer schnelleren Erholung der Muskulatur und letztlich zu einer Leistungsverbesserung.

Probieren Sie folgende Techniken aus:

- *Kreiselungen:* Führen Sie mit den Daumenballen oder Fingerkuppen langsame Kreiselungen unter Mitnahme der Haut (Reiben auf der Haut ruft Blasen hervor) im schmerzhaften Gebiet durch, was über Reflexabläufe akut krampflindernd wirken kann. Verwenden Sie als Hilfsmittel auch einen Massageigel oder einen Tennisball (s. Übung).
- *Reibungen:* Kreisförmige Bewegungen unter Mitnahme der Haut, mit den Fingern (meist Zeige- und Mittelfinger nebeneinander angelegt, leicht gebeugt) oder Handballen. Diese Technik kann man selbst durchführen.
- *Knetungen:* Muskeln werden wie ein Teig weich und sanft durchgeknetet.
- *Abschlussstreichung:* Jede Massage wird mit einer sanften auswärts gerichteten (vom Körper weg) Abschlussstreichung beendet.

> *In der Akutphase oder bei starken Schmerzen können Sie auch zunächst entfernt vom betroffenen Gebiet massieren. Bei Schmerzzunahme oder stärker werdendem Unwohlsein reduzieren Sie Ihren Druck oder brechen die Massage ab.*

Nutzen Sie zur Massage spezielle Öle, die Sie im Fachhandel bekommen. Sie enthalten ausschließlich pflanzliche Wirkstoffe (Arnika, Eukalyptus, Rosmarin, Wacholder, Latschenkiefer). Diese dringen rasch in die Haut ein und wirken antientzündlich, schmerzstillend und durchblutungsfördernd. Anwendungsgebiete sind akute und chronische Muskel- und Gelenkerkrankungen und Schmerzzustände.

Pfefferminzöl (alternativ Japan-Öl oder Rödler-Öl) kühlt und ist entspannungsfördernd.

Ätherisches Rosmarinöl wirkt wärmend, durchblutungsfördernd und entspannend. Mischen Sie in der Hand fünf Tropfen von dem ätherischen Öl mit etwas pflanzlichem Massageöl. Reiben Sie damit beispielsweise Ihren Nacken ein. Legen Sie sich anschließend einen Wollschal um den Hals.

Die Massage-Übungen zur Akuthilfe

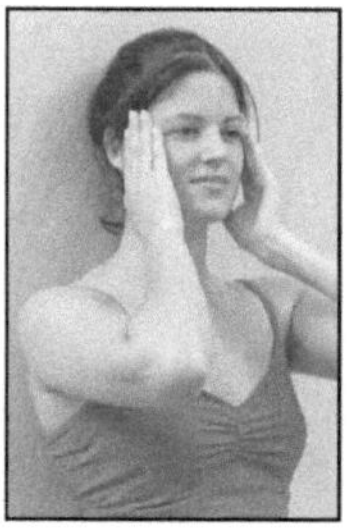

Übung 32

Entspannung der Gesichts- und Nackenmuskeln – Selbstmassage

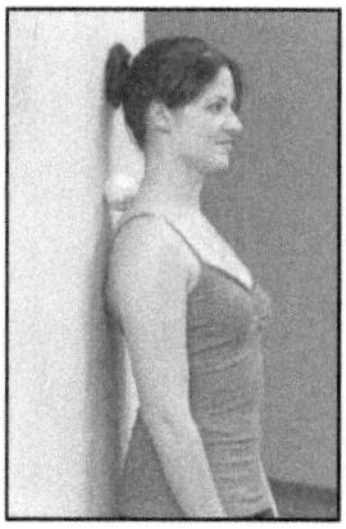

Übung 33

Nackenentspannung mit Tennisbällen

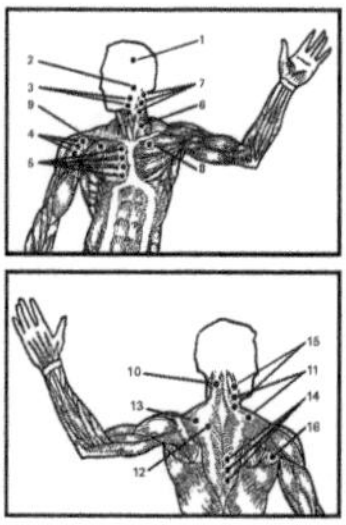

Seite 150

Triggerpunkte

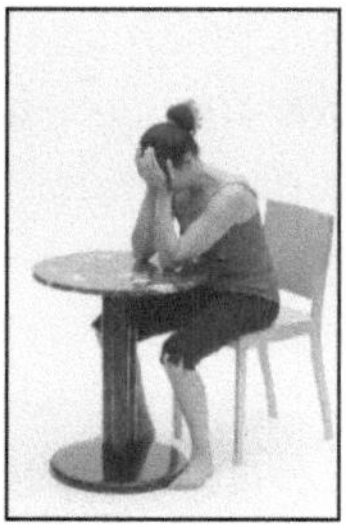

Übung 34

Palmieren

Entspannungsmethoden

Entspannung bedeutet im eigentlichen Sinne «nicht anspannen, loslassen, nicht aktiv sein» und beschreibt einen Zustand des ganzheitlichen Wohlbefindens, einer physischen und psychischen Gelöstheit, die mit Gefühlen wie Wärme, Schwere oder auch Leichtigkeit einhergeht. Lernt der Mensch die unterschiedlichen Spannungszustände der Muskulatur wahrzunehmen, zu unterscheiden und sich bewusst vorzustellen, kann er gezielt Muskelspannungen abbauen und das Gefühl tiefer Entspannung erleben.

Ruhiges Atmen – Entspannungsübungen für die Atem- und die Atemhilfsmuskulatur

Nichts symbolisiert besser den rhythmischen Wechsel von Spannung und Entspannung als die Atmung. Sie ist die einzige organische Einheit und Funktion, die auch willkürlich steuerbar ist. Bewusst lassen sich Atemtiefe, Atemfrequenz und Atemzugvolumen verändern. Ruhiges Atmen ist eine sehr einfache und wirkungsvolle Methode, um Spannung und somit auch Schmerzen aus dem Körper «herauszuatmen». Eine positive Wirkung auf Körper und Geist wird schon durch bloße Hinwendung auf das Atmen erreicht. Der Atem fördert das Wohlbefinden, je weniger man ihn beeinflussen will.

Die Entspannungsübungen zur Akuthilfe

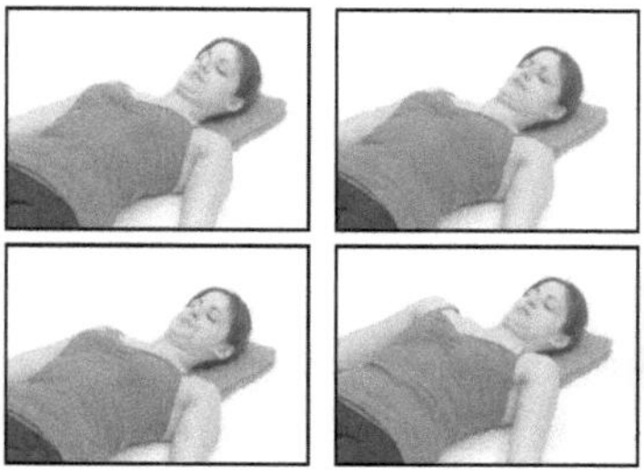

Übung 30

Tiefenmuskelentspannung

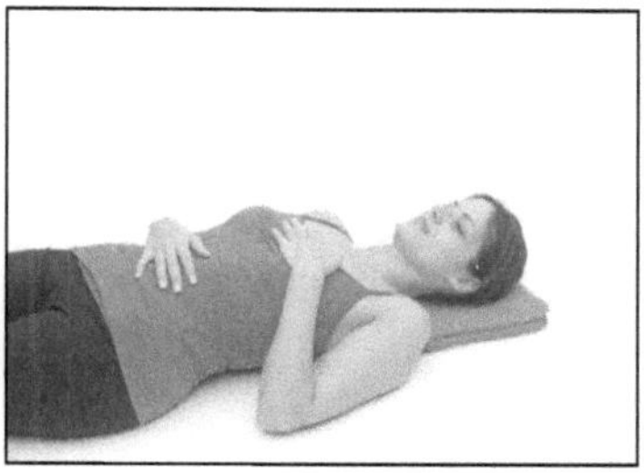

Übung 31

Atemwahrnehmung

Weitere Übungen

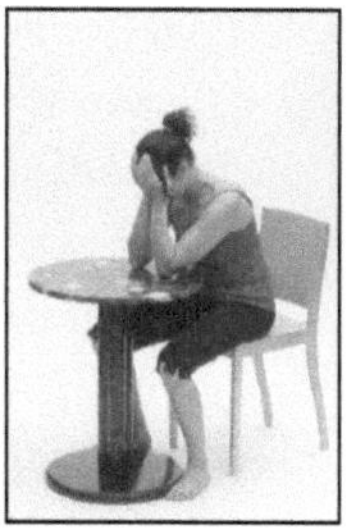

Übung 34

Palmieren

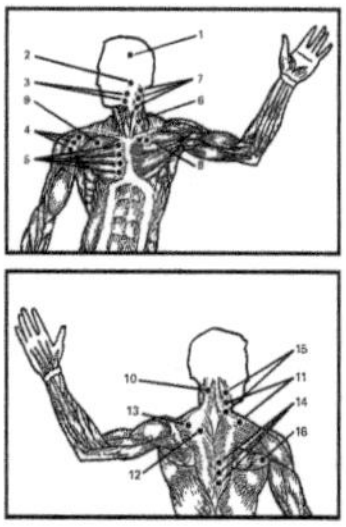

Seite 150

Triggerpunkte

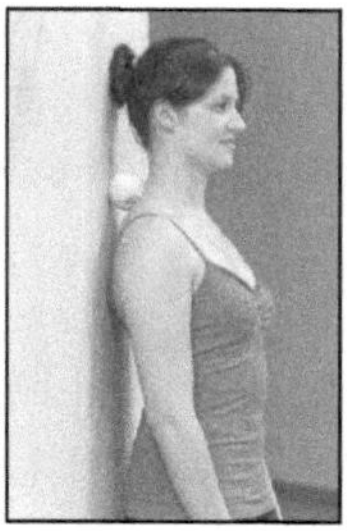

Übung 33

Tennisball

Akupressur

Durch die Stimulation bestimmter Meridianpunkte können Sie leicht Ihre Beschwerden lindern. Zwei Punkte stellen wir Ihnen hier besonders vor.

Dünndarm 3 (Houxi – Der Gebirgsbach)

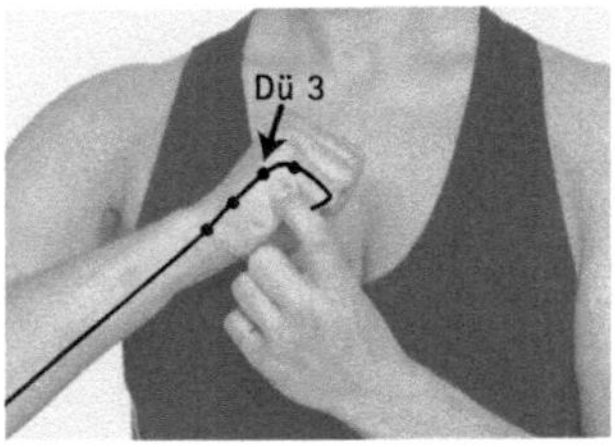

Dieser Punkt, genannt «Dünndarm 3 (Dü 3)», an der seitlichen Handkante ist wahrscheinlich der wichtigste Akupunkturpunkt bei Schmerzen im Nacken und an der Halswirbelsäule. Bei nahezu allen Ursachen kann über eine Stimulation dieses Punkts, z.B. durch Akupunktur, Massage, Druck mit dem Fingernagel oder einem Holzstäbchen, eine wesentliche Linderung von Nackenbeschwerden erreicht werden. Besonders gute Verbesserungen erreichen Sie, wenn Sie gleichzeitig mit der Stimulation des Punktes den Kopf ganz leicht in die schmerzhafte Richtung drehen oder neigen. Bei schmerzhaften Bewegungseinschränkungen kann so mit jeder Übung eine leichte Vergrößerung der Beweglichkeit erreicht werden.

Gallenblase 20 (Fengchi – Windteich)

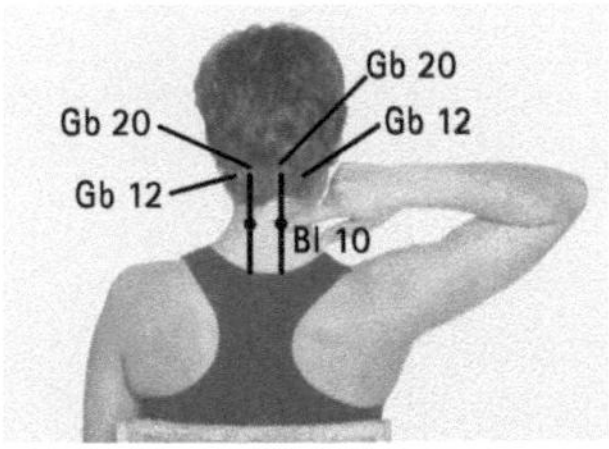

Dies ist der wichtigste Punkt für Nackenschmerzen in Verbindung mit Kopfschmerzen, Migräne oder vom Nacken in den Kopf ausstrahlenden Beschwerden. Sie finden ihn an der Hinterhauptschuppe, am Ende des Schädels im Übergang zur Halswirbelsäule. Bedingt durch die Überlastung der Nackenmuskulatur bei sitzenden Arbeiten, ist dieser

Punkt oft als schmerzhafter «Hinterhauptspunkt» schnell zu ertasten. Auch hier gilt, dass kräftige Stimulation durch Akupunktur oder Massage zu einer schnellen Rückbildung der Beschwerden beitragen kann.

Weitere Punkte

Auch andere Punkte der Energiemeridiane «Gallenblase» (Gb) oder «Blase» (Bl) haben sich besonders bei Nacken-Kopfschmerzen bewährt. Probieren Sie besonders die Punkte Gb 12 und Bl 10. Wenn die Punkte leicht druckempfindlich sind, können Sie zur entspannenden Akupressur genutzt werden.

Ohrakupressur

Auch im Bereich der Ohrmuschel finden sich Projektionspunkte, die besondere Wirkung auf die Wirbelsäule haben. Massieren Sie die entsprechenden Bereiche der Ohrmuschel mit den Fingern oder üben Sie einige Minuten lang einen leichten Druck aus. Auch hier können Sie durch gleichzeitige Bewegungen den Effekt verbessern.

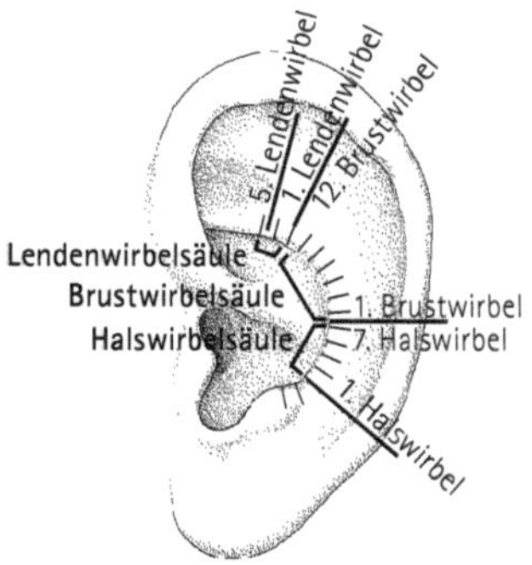

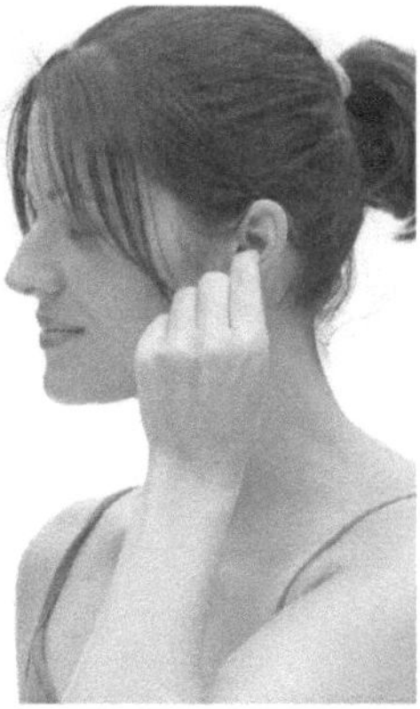

- **Dehnung der Schmerzareale**

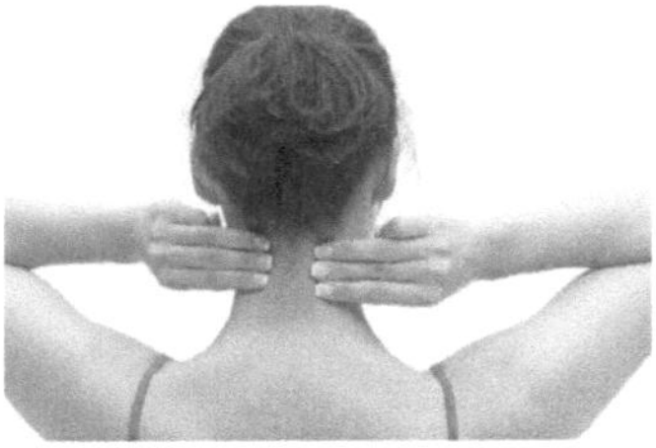

Legen Sie einen Finger mit einem leichten Druck auf die schmerzhaften Stellen im Nacken und warten Sie einige Minuten, bis der Muskel sich dadurch entspannt. Dehnen Sie diese Stelle über ganz leichtes Verschieben der Fingerkuppe. Bitte verschieben Sie Ihren Finger nur mit einem Hauch an Kraft, da sonst im Körper eine Gegenspannung entsteht und die Verspannung sich verschlimmern kann – weniger ist hier mehr!

Triggerpunktmassage

Triggerpunkte sind knötchenförmige Auftreibungen (Myogelosen) im Muskel, die typischerweise einen dumpfen Schmerz lokal, aber auch in entfernten Körperregionen auslösen (fortgeleiteter Schmerz). Als Reaktion besteht die Tendenz zur Spannungserhöhung des unmittelbaren Muskelareals, was eine gestörte Zirkulation von Flüssigkeiten in diesem Gewebe zur Folge hat. Die Ernährung des Gewebes kann soweit beeinträchtigt sein, dass es selbst wieder zur Schmerzquelle wird. Es kommt zum sogenannten Aufschaukeln des Schmerzes. Hier wollen wir uns auf die aktiven Triggerpunkte beschränken. Verschiedene Faktoren haben Einfluss auf die Aktivität von Triggerpunkten, z. B. Stress, ungünstige oder stereotypische Körperhaltungen oder Körperbewegungen.

- **Lokalisation**

Verdächtige Muskelareale werden mit der Fingerkuppe in Längs- und Querrichtung lokalisiert. Aktive Triggerpunkte reagieren meist schon bei leichtem Druck. Bei chronischen Beschwerden können Sie harte Knötchen ertasten.

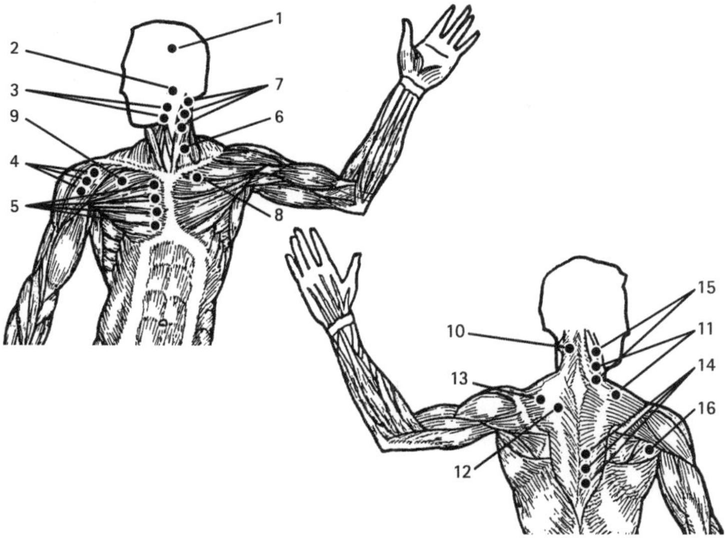

Wichtige Triggerpunkte des Nackens

vorn
1 *Schläfenmuskel, M. temporalis*
2 *Flügelmuskel, M. pterygoideus medialis*
3 *Kaumuskel, M. masseter*
4 *Deltamuskel, M. deltoideus*
5 *großer Brustmuskel, M. pectoralis major*
6 *Rippenhalter, M. scalenus*
7 *Kopfwender, M. sternocleidomastoideus*
8 *Unterschlüsselbeinmuskel, M. subclavius*
9 *kleiner Brustmuskel, M. pectoralis minor*

hinten
10 *Kopfriemenmuskel, M. splenius capitis*
11 *Kapuzenmuskel, M. trapezius*
12 *Schulterblattheber, M. levator scapulae*
13 *Obergrätenmuskel, M. supraspinatus*
14 *vielgeteilter Muskel, M. multifidius*
15 *Halsriemenmuskel, M. splenius cervicis*
16 *großer Rundmuskel, M. teres major*

- **Triggerpunktbehandlung**
  Bestimmte Muskeln sind durch Schmerzhaftigkeit oder Steifigkeit auffällig. Wenn Sie mit Ihren Fingern den Muskel entlangtasten, können Sie verhärtete Zonen ausfindig machen. Wenn Sie die betroffene Stelle ertastet haben, geben Sie mit Ihrer Fingerkuppe für ca. 60–90 Sekunden bis zur Toleranzschwelle Druck auf diese Stelle. Eventuell lässt der Schmerz schneller nach, dann wechseln Sie gleich zum nächsten Triggerpunkt. Danach können Sie diese Stelle leicht ausmassieren oder den gesamten Muskel dehnen.

Sanfte Bewegung

Durch Bewegung gleiten verschiedene Gewebeschichten gegeneinander und bleiben für sich mobil. Die Durchblutung und der Stoffwechsel im gesamten Organismus, wie auch im betroffenen Gewebe, werden aufrechterhalten bzw. wiederhergestellt. Die Heilung in diesem Bereich kann stattfinden. Regelmäßig durchgeführte Bewegungen (mit kleinen Bewegungsausschlägen bis hin zum endgradigen Bewegungsbereich) können zu einem Abbau pathologischer Prozesse führen. Eingeschränkte Bewegungen können wieder gelöst werden, darüber hinaus wirken wiederholte kleine Bewegungen schmerzlindernd und entspannend. Sie sollten versuchen, bewusst die Wirkung der Bewegungen wahrzunehmen, um gleichzeitig Ihre Körperwahrnehmung zu verbessern und Signale Ihres Körpers zu erkennen.

Das Wichtigste ist, sich viel im schmerzfreien Bereich zu bewegen. Nutzen Sie hier vor allem die Bewegungen und Übungen, die Ihnen guttun!

Die Bewegungsübungen zur Akuthilfe

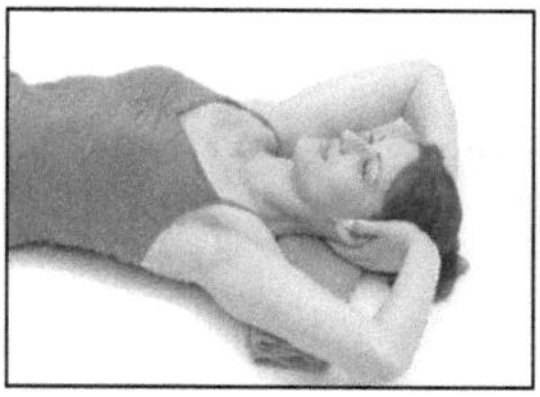

Übung 1

Traktion im Liegen

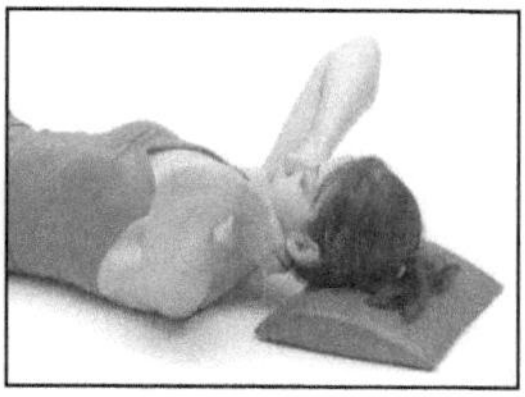

Übung 3

Mobilisation Kopfgelenk

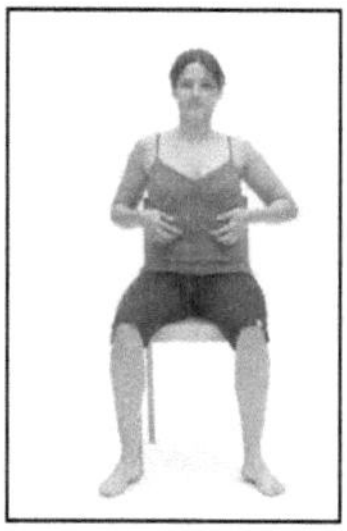

Übung 8

Mobilisation Zwerchfell

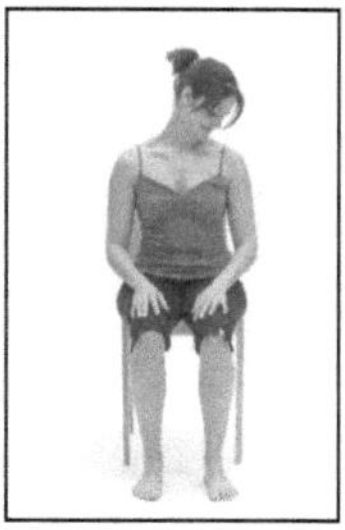

Übung 9

Kombinationsbewegung

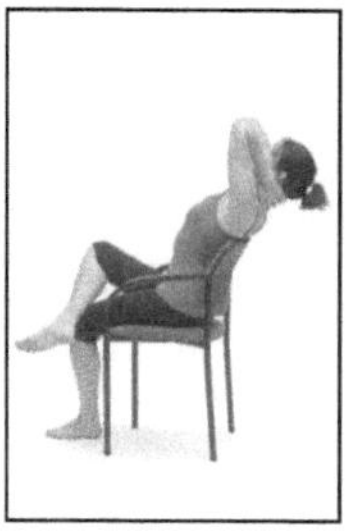

Übung 11

Mobilisation Übergang Halswirbelsäule – Brustwirbelsäule

Besondere Maßnahmen

Kinesiotaping

Bei dieser Tapeanlage handelt es sich um einen elastischen, funktionellen Verband, der auf eine bestimmte Art und Weise auf die Haut geklebt wird. Das Kinesiotaping wird im Sport eingesetzt und auch in der Versorgung von diversen Krankheitsbildern im Sinne einer ergänzenden Therapiemöglichkeit. Auch wenn wissenschaftlich noch nicht eindeutig geklärt, liegt die Wirksamkeit vor allem im Bereich Schmerzlinderung, Stoffwechselsteigerung und Spannungsregulierung der Muskulatur. Die genaue Beschreibung des Anlegens eines solchen Tapeverbands würde den Rahmen dieses Buches sprengen. Daher lassen Sie sich das Kleben idealerweise von einer hierin ausgebildeten Fachperson genau zeigen. Sie werden sehen, es ist nicht schwer.

Hilfsmittel

- Bei starken Schmerzen oder nach einem Schleudertrauma kann in den ersten drei Tagen das Tragen einer Halsbandage sehr entlastend sein. So vermeiden Sie eine weitere Zunahme der schmerzbedingten Verspannungen, und die Bänder und die Muskulatur können sich regenerieren. Bei Muskelverspannungen durch Zugluft oder Kälte können Sie einen Schal oder einen abdeckenden Pullover nutzen.
- Tensgerät: Mit der Anwendung von Reizstrom können Sie auch die Muskelentspannung der Nackenmuskeln unterstützen. Kleine Reizstromgeräte erhalten Sie heute bereits in den entsprechenden Discountern, oder nutzen Sie die Fachberatung in einem Sanitätshaus. In der Regel werden die Geräte ein bis zwei Mal täglich für 20 Minuten angewendet. Bitte achten Sie auf die dem Gerät beiliegende Beschreibung.

Schmerzmittel: Medikamente zum Einnehmen

Vor der Einnahme von Schmerzmitteln ist es hilfreich, sich noch einmal die Bedeutung und den Sinn des Schmerzes zu verdeutlichen. Bei akuten oder plötzlichen Schmerzen werden durch den Schmerz Hinweise zur Ursache gegeben, gleichzeitig wird durch den Schmerz eine weitere Überlastung vermieden. Die Einnahme von Schmerzmedikamenten sollte deshalb immer in ein ganzheitliches Konzept eingebettet sein, indem mit dem Medikament nicht nur der Schmerz betäubt wird, sondern auch die Ursachen, z.B. Fehlhaltung, Überlastung, Bewegungsmangel oder Stress, berücksichtigt werden. Bedenken Sie deshalb auch, dass durch das Schmerzmittel schützende Reflexe vermindert sind, größere Belastungen oder Sport sollten dann vermieden werden.

Bei akuten oder stärkeren Schmerzen haben sich die Wirkstoffe Salicylsäure, Paracetamol, Diclofenac und Ibuprofen bewährt. Diese Mittel sind in kleinen Dosierungen in der Apotheke frei verkäuflich, bei stärkeren Beschwerden sollte unbedingt der Arzt konsultiert werden, damit er das für Sie richtige Schmerzmedikament festlegen kann. Besprechen Sie bitte mit Ihrem Apotheker, welche Medikamente für Sie am besten geeignet sind und auf welche Nebenwirkungen Sie achten müssen. Diese Medikamente können 8–10 Stunden wirken und sollten ohne ärztlichen Rat nicht länger als 2–3 Tage eingenommen werden.

Paracetamol und Aspirin sind weithin gebräuchliche Schmerzmittel, die auch bei Kopfschmerzen, Fieber und Gelenkschmerzen helfen können. Mit Ibuprofen, einem Medikament, das auch leicht entzündungshemmend wirkt, lassen sich besonders gut Rückenschmerzen bei Verspannungen, lokalen Entzündungen, aber auch bei leichtem Verschleiß der Wirbelsäule oder der Gelenke behandeln.

Wirkstoff	Dosierung
Salicylsäure wirkt schmerzlindernd, fiebersenkend und auch entzündungshemmend.	Einzeldosis 500 mg Max. 1–2 Tabl./Tag
Parcetamol wirkt schmerzlindernd, fiebersenkend, weniger entzündungshemmend.	Einzeldosis 500–1000 mg Max. 2 Tabl./Tag
Ibuprofen	Einzeldosis 200–400 mg 1–3 Tabl./Tag
Diclofenac	Einzeldosis 25–100 mg Max. 100–150 mg/Tag

Bedenken Sie, dass alle Schmerzmittel die Widerstandskraft des Magen-Darm-Trakts senken können, sodass die Einnahme bei Magengeschwüren oder bei Menschen mit sehr empfindlichem Magen reduziert oder ganz ausgesetzt werden muss. Auch bei bestimmten Erkrankungen oder Allergien sollten Sie diese Medikamente nicht verwenden. Lesen Sie die Beipackzettel und informieren Sie sich über weitere Einschränkungen.

Kombinationspräparate

Um Nebenwirkungen zu reduzieren, sollten Sie Kombinationsmedikamente nur auf Empfehlung und nach Rücksprache mit Ihrem Arzt einnehmen. Gehören Sie zu den Menschen, die allgemein schnell und stark auf Medikamente reagieren, kann es ausreichend sein, mit einer kleineren Dosierung (z.B. 100 mg Ibuprofen = ½ Tabl.) zu beginnen. Auch bei Menschen mit empfindlichem Magen lässt sich so oftmals noch eine gute Schmerzwirkung erreichen. Bei starker Empfindlichkeit ist manchmal der Wirkstoff in Zäpfchenform besser verträglich.

Naturheilmittel

Unter Naturheilmitteln versteht man Präparate mit pflanzlichen Wirkstoffen, die schmerzlindernd wirken und als Tabletten, Salben oder Tees angeboten werden. Zumeist ist ihre Wirkung nicht so ausgeprägt wie bei den klassischen «schulmedizinischen» Schmerzmedikamenten, deswegen werden sie gern bei leichteren Beschwerden eingesetzt. Oftmals sind sie aber besser verträglich und können meist auch ohne Nebenwirkungen wiederholt angewendet werden. Neben Weidenrindenextrakt, das auch den Schmerzhemmer Salicylsäure enthält, können Extrakte aus Brennnessel, Teufelskralle oder Auszüge aus Goldrutenkraut und Eschenrinde schmerzlindernd wirken. Entsprechende Präparate, zumeist als Saft oder Dragees, können Sie in der Apotheke erhalten. Bei Kopfschmerzen kann das lokale Auftragen von Pfefferminz- oder Japan-Öl helfen, bei Muskelverspannungen sind Massagen mit Arnika oder Jojobaöl hilfreich. Baldrian, Hopfen und Johanniskraut wirken allgemein entspannend und leicht schmerzlindernd.

Homöopathie

Auch wenn die homöopathische Behandlung eine individuelle und ganzheitliche Untersuchung und Befragung voraussetzt, gibt es doch einige Mittel, die sich bei speziellen Beschwerden bewährt haben.

Arnika

Bei plötzlichen Schmerzen des Rückens, die durch Sturz, Prellung oder Unfall enstanden sind, hat sich Arnika sehr bewährt (einmalige Dosis C30 oder D6 fünf Mal täglich).

Rhus Toxikodentron

Bei Schmerzen durch Verrenken, Verheben, nach Überanstrengung und bei rheumatischen Schmerzen. Bei Schmerzen nach

Verkühlen. Besonders wenn sich die Schmerzen bei feuchtkaltem Wetter verschlechtern und mit Wärme verbessern. Auch bei Schmerzen, die in Ruhe zunehmen und durch leichte Bewegung verbessert werden (einmalige Dosis C30 oder D6 fünf Mal täglich).

Bryonia
Bei stechenden Beschwerden, die sich unter geringster Bewegung verschlimmern (einmalige Dosis C30 oder D6 fünf Mal täglich).

Zincum
Bei Nackensteifigkeit, nach längerem Sitzen, Autofahren oder Reisen (einmalige Dosis C30 oder D6 fünf Mal täglich).

5. Allgemeine Verhaltenstipps auf den Punkt gebracht

Die vier wichtigsten Empfehlungen bei akuten Nackenschmerzen

- **Gehen Sie schnell zu Ihren Alltagsaktivitäten zurück, gestalten Sie Ihre Zukunft aktiv**

Anhaltende Inaktivität führt zu einer strukturellen und funktionellen Veränderung der Muskulatur und zu einer Verschlechterung der Belastbarkeit des passiven Bewegungssystems durch die Verschlechterung im Stoffwechsel. Die Knorpeldicke nimmt ab, die Gelenkkapseldurchblutung ist vermindert, und die Zugfestigkeit der Sehnen verringert sich. Vor allem wirkt sich die zügige Rückkehr in gewohnte Arbeits- und Alltagsprozesse positiv auf die Psyche aus. Hilfreich bei der regelmäßigen Durchführung von Übungsprogrammen ist es, wenn Sie sich Ihr Übungsprogramm aus einigen wenigen Übungen zusammenstellen und es in Ihren Alltag integrieren.

- **Bewegen Sie sich, betätigen Sie sich sportlich**

Bewegung aktiviert den Gewebe- und Gelenkstoffwechsel, was auch die mit dem Schmerz verbundene Entzündung positiv beeinflusst. Bewegung fördert die Reparations- und Regenerationsvorgänge und verändert die Aktivität der Schmerzrezeptoren. Gleichzeitig kann Bewegung über eine Stimulierung der Haut-, Gelenk- und Muskelrezeptoren eine Hemmung und Unterdrückung der Schmerzweiterleitung bewirken, ebenso die gleichzeitige Ausschüttung schmerzhemmender Hormone.

- **Optimistische Herangehensweise an die Schmerzbewältigung**
  Verändern Sie Ihr Denken und Ihren Umgang mit Rückenschmerzen. Positive Einstellungen sind hier besonders wichtig. Wenn Sie glauben, dass Sie selbst Ihre Schmerzen beeinflussen können und dass Sie mit dem im Buch vermittelten Wissen genug Handwerkszeug dafür haben, erhöht sich Ihre Schmerztoleranz, und Sie erleben die Schmerzen als weniger intensiv. Dahinter steht, dass Sie an sich glauben, sich informieren, die Maßnahmen aktiv umsetzen und positiv in die Zukunft blicken. Und sollten Sie bemerken, dass negative Gedanken Sie fesseln, die den Schmerz verstärken oder sogar auslösen können, ersetzen Sie diese durch positive Gedanken. Überlassen Sie nicht dem Nacken- und Rückenschmerz die Kontrolle über Ihr Leben.

- **Reduzierung der die Nackenschmerzen verursachenden Faktoren**
  Selten gibt es nur eine Ursache für Nackenschmerzen. Meist sind es mehrere Faktoren, die irgendwann die Kompensationsfähigkeit Ihres Körpers übersteigen und, was noch problematischer ist, dazu beitragen, dass die Schmerzen und Verspannungen immer wiederkommen oder gar als Dauerzustand bleiben. Deshalb sollten Sie versuchen, Nackenschmerz verursachende, auslösende oder begünstigende Faktoren im Alltag zu ermitteln und zu reduzieren. Oft reicht es schon, dass Sie einen oder zwei Faktoren zu ändern versuchen, z.B. «negativen» Stress oder zu wenig Bewegung.

Die wichtigsten Nackentipps für den Alltag

Wir möchten Ihnen hier noch einige konkrete Verhaltenstipps für den Alltag mit auf den Weg geben, die sich günstig auf Ihre Halswirbelsäule und Ihren Nacken, nicht nur bei akuten Nackenschmerzen, auswirken sollten:

- **Beobachten Sie Ihre Kopfhaltung und Schulterstellung im Alltag**
  Eine verbesserte Körperwahrnehmung hilft Ihnen, ungünstige oder unökonomische Haltungen und Bewegungen zu erkennen und zu verändern.
  - Ist mein Kopf gerade?
  - Ist mein Kopf nach vorn geschoben?
  - Ist mein Kopf nach hinten überstreckt?
  - Ist mein Kopf seitlich geneigt oder verdreht?
  - Sind meine Schultern in Mittelstellung?
  - Hängen meine Schultern nach vorn?
  - Sind die Schultern hochgezogen?

- **Bewegen Sie sich, vor allem Kopf und Schultern**
  - Schauen Sie nach rechts und links. Ziehen Sie das Kinn heran. Bewegen Sie Ihre Arme und Schultern, um lang andauernde, statische Haltungen zu unterbrechen.
  - Schonen Sie nicht den Nacken, indem Sie statt des Kopfes Ihren Körper drehen.

- **Vermeiden Sie ruckartige Bewegungen**
  Maximalbelastungen können die stabilisierenden Muskeln überfordern und die Weichteile der Wirbelgelenke stark stressen. Solche Belastungen können durch sehr hohe Beschleunigungs- bzw. Trägheitskräfte, vor allem bei dynamischen Bewegungen und Stößen im Sport (Boxen, Autorennen, Turmspringen, Football) oder im Verkehr (Auto), entstehen.
  - Schauen Sie immer etwas voraus, z.B. beim Autofahren oder beim Radfahren im Gelände, dadurch hat die stabilisierende Muskulatur schon eine gewisse Vorspannung.
  - Führen Sie schnelle Bewegungen möglichst kontrolliert, d.h. bewusst aus.

- **Fördern Sie die natürliche Haltung der Halswirbelsäule**
    - Verändern Sie immer wieder Ihre Körperposition und richten Sie sich auf.
    - Stellen Sie Ihren Arbeitsplatz so ein, dass Sie den Kopf nicht einseitig in einer ungünstigen Position halten müssen.
    - Richten Sie sich auch Ihren Hobbybereich optimal ein. Unterbrechen Sie immer wieder Arbeitstätigkeiten wie z. B. Überkopfarbeit. Strecken Sie den Nacken, entspannen Sie die Muskulatur, nehmen Sie eine Gegenposition ein, z. B. beugen Sie den Kopf nach vorn.
    - Stellen Sie Ihre Sportgeräte möglichst optimal ein, z. B. den Lenker beim normalen Rad höher, um den Kopf nicht so weit überstrecken zu müssen.
    - Nehmen Sie bei Überkopfarbeit eine Leiter. Dann brauchen Sie den Kopf nicht so stark zu überstrecken und die Arme so stark hochzuhalten.

- **Unterbrechen Sie eine lange Ruhehaltung des Kopfes**
  Fördern Sie den Stoffwechsel aller Strukturen des Schulter- und Halswirbelsäulenbereichs, z. B. bei der Bildschirmarbeit, beim Fernsehen oder bei der Autofahrt.
    - Drehen Sie den Kopf nach rechts und links.
    - Schauen Sie nach oben und nach unten.
    - Neigen Sie den Kopf nach rechts und nach links.
    - Kombinieren Sie die Bewegungsrichtung, z. B. von rechts unten nach links oben.

- **Entlasten Sie Ihre Schultergürtel- und Nackenmuskulatur, entspannen Sie sich**
  Muskuläre Dauerbelastung und Fehlstellung der Schultern führen zu einer Überlastung.
    - Lassen Sie Ihre Schultern locker in Mittelstellung.

- Entlasten Sie den Schultergürtel, indem Sie Ellenbogen bzw. Armlehnen nutzen.
- Versuchen Sie Ihren Kiefer locker zu lassen, wenn Sie merken, dass Sie «verbissen» sind.
- Lehnen Sie Ihren Kopf in entspannter, rückgeneigter Haltung an der Kopf-Nackenlehne an.

- **Achten Sie auf eine physiologische Kopfstellung beim Liegen**
  - Verwenden Sie keine zu hohen Kopfkissen.
  - Suchen Sie sich das für Sie passende Kopfkissen heraus. Es gibt keine Empfehlung für ein bestimmtes Nackenkissen. Sie können sich an der Linie Schulter–Kopf orientieren.
  - Bauchlage mit verdrehter Halswirbelsäule ist nicht ideal.

- **Vermeiden Sie Zugluft**
  - Tragen Sie einen Schal.
  - Schließen Sie Ihre Jacke nach dem Schwitzen.

- **Trainieren Sie regelmäßig Ihre Hals-Nacken-Muskulatur**
  - Vielleicht schaffen Sie es ja, täglich eine oder zwei Übungen durchzuführen. Zumindest ein Mal pro Woche für 5–10 Minuten sollten Sie es schaffen.
  - In einem Fitnessprogramm können Sie die Muskulatur bestens trainieren. Achten Sie darauf und lassen Sie Ihren Kopf nicht hängen.

- **Werden Sie sportlich aktiv**
  - Leichtes Ausdauertraining ist die ideale Methode, Stresshormone abzubauen, das Immunsystem zu stärken und auch einer depressiven Verstimmung entgegenzuwirken. Muskuläre Verspannungen lösen sich besonders gut, wenn Sie den betroffenen Muskel auch mit in die Bewegung einbeziehen. Bewegungen und Sport zum Abbau von Stress

und Muskelverspannung im Schulter-/Nackenbereich sollten deshalb die entsprechenden Muskeln aktivieren.
- Schon ein tägliches 30-minütiges moderates Ausdauerprogramm, z. B. Gehen, Wandern oder Nordic Walking mit aktiven Armbewegungen, kleinen Gewichten oder Stöcken, Schwimmen oder Training auf dem Crosstrainer oder dem Ruderergometer, wirken Wunder. Prima wäre es, wenn Sie noch zweimal wöchentlich ein Kräftigungs- und Beweglichkeitsprogramm durchführen würden.

- **Sollten Sie rauchen, geben Sie es auf**
  - Rauchen und Passivrauchen sind ungünstig für den gesamten Stoffwechsel (z. B. der Bandscheiben), verzögern die Heilungsprozesse bei orthopädischen Verletzungen und reduzieren die Regenerationsfähigkeit.

- **Ernährung für einen gesunden Nacken**
  - Die Nahrung ist gleichermaßen Treibstoff, Betriebsstoff und Baustoff. Sie dient als Energielieferant (v. a. Kohlenhydrate, Fette), dem Aufbau von Zellen und Geweben (v. a. Eiweiß, Wasser), der Enzymbildung und Stoffwechselregulation (viele Vitamine und Mineralien).
  - Vitamin B ist wichtig für die Stoffwechseltätigkeit und Energiebereitstellung, für das Nervensystem (Impulsweitergabe, z. B. Bandscheibenprobleme, Rückenschmerzen), für Wundheilung und Immunabwehr; Vitamin C verbessert die Abwehrkraft (Müdigkeit, Erkältung), den Bindegewebsaufbau und wirkt als Radikalenfänger entzündungshemmend; Vitamin E wirkt in der Wundheilung, beim Zellaufbau und als Entzündungshemmer; Vitamin D unterstützt den Knochenaufbau und den Energiestoffwechsel; Vitamin K ist gut für die Stabilität der Knochen und die Wundheilung.

- Mineralstoffe sind anorganische Bestandteile des Skeletts und haben wichtige Funktionen für Knochenaufbau und als Zahnsubstanz (Kalzium, Phosphat), zur Regulierung der Muskel- und Nervenfunktionen (Kalzium, Kalium, Natrium und Magnesium), zur Regulierung des Wasserhaushalts (Kalium, Natrium) und für die Aktivierung der Stoffwechselenzyme (Magnesium).
- Unverzichtbar, wenn auch nur in ganz winzigen Mengen benötigt, sind Spurenelemente wie Eisen, Jod, Zink, Selen, Fluor und Chrom. Fluorid ist wichtig für Knochen und Bindegewebe, Zink stärkt das Immunsystem und verbessert die Wundheilung, Selen fördert die Elastizität des Körpergewebes, Kupfer die Stabilität des Bindegewebes, Mangan die Knorpelbildung und den Stoffwechsel der Knochen.

- **Belohnen Sie sich: Tun Sie sich etwas Gutes**
  Hier geht es darum, gezielt Lebensfreude und Lebensgenuss herzustellen und zu erleben. Wenn Sie einen guten Vorsatz in die Tat umgesetzt haben, können Sie stolz auf sich sein. Belohnen Sie sich mit angenehmen Dingen. Vielleicht finden Sie Dinge, z. B. ein bestimmtes Sportangebot, Sauna, Kochkurs, Entspannungstraining, was Sie als Freude empfinden und das sicher auch Ihrem Nacken guttut.

- **Lenken Sie Ihre Aufmerksamkeit**
  Gerade bei leichten und mittleren Schmerzen ist die Aufmerksamkeitslenkung ein wirksames Mittel zur Schmerzkontrolle. Sie können sich von außen ablenken durch Gespräche, durch Haus- und Gartenarbeit, durch Sport und andere Hobbys. Sie können aber auch selbst Ihre Gedanken lenken. Sollten Sie merken, dass Ihre Gedanken nur noch um den Schmerz kreisen und Sie an nichts anderes mehr denken können, scheuen

Sie sich nicht, auch professionelle Hilfe durch Psychologen in Anspruch zu nehmen.

- Lenken Sie die Aufmerksamkeit auf Ihre Atmung (Übung 31).
- Lenken Sie die Aufmerksamkeit auf das Durchführen einer Entspannungsübung (Übung 30).

Denken Sie positiv, trotz Schmerz und Verspannung

Sie haben vielleicht schon selbst erlebt, dass Gedanken (meistens sind es negative), die durch Schmerz ausgelöst werden, einen Einfluss darauf haben, wie Sie den Schmerz erleben. Gedanken wie «Diese Schmerzen halte ich nicht mehr aus» oder «Diese Schmerzen machen mich fertig» lösen nicht selten eine Lawine aus, die wiederum negativ auf den Schmerz zurückwirkt.

- Was geht Ihnen bei Schmerzen durch den Kopf? Schreiben Sie alle Gedanken auf ein Blatt Papier. Und schreiben Sie auch auf, wie sich der jeweilige Gedanke auf den Schmerz auswirkt.
- Waren auch positive Gedanken dabei? Suchen Sie sich positive Gedanken wie «Kopf hoch – das schaffe ich», «Ich tue mir etwas Gutes», «Ruhe bewahren», «Mein Nacken sagt mir, dass ich mich um ihn kümmern soll». Fragen Sie evtl. auch Menschen in Ihrem Umfeld nach solchen Gedanken. Wählen Sie sich einen positiven Gedanken aus, der Ihnen am ehesten zusagt, schreiben Sie ihn auf ein großes Blatt und hängen es sichtbar in Ihrer Wohnung auf.
- Setzen oder stellen Sie sich aufrecht hin, denn Haltung und Gedanken beeinflussen sich gegenseitig. In einer aufrechten Haltung können Sie nicht lange negativ denken.

6. Was der Arzt tun kann

Untersuchung

Nachdem der Arzt sich über die Art Ihrer Beschwerden, mögliche Schmerzausstrahlungen in die Arme oder Beine, mit dem Schmerz verbundene weitere Symptome wie Kopfschmerzen, Schwindel, Übelkeit oder aber Kribbeln oder Kraftverlust in Händen und Beinen, informiert hat, wird er noch weitere Dinge wie das allgemeine Befinden, sonstige Krankheitszeichen oder andere bestehende Krankheiten, Unfälle oder belastende Situationen erfragen. Die anschließende Untersuchung richtet sich dann nicht nur auf den Bereich der Nackenmuskulatur und der Halswirbelsäule, wichtig ist es, bereits zu Anfang genau zu schauen, inwieweit nicht eine Fehlhaltung, z.B. durch eine unterschiedliche Beckenstellung, Wirbelsäulenverdrehung (Skoliose) oder aber durch Fußgewölbestörungen, nach oben fortgeleitet wird und es so zu einer Fehlbelastung der Halswirbelsäule kommt. In keinem Fall sollte die Halswirbelsäule nur im Sitzen untersucht werden, die Untersuchung der Körperhaltung im Stand kann den Blick bereits zu Anfang auf die wesentlichen Ursachen der Beschwerden lenken.

Im Weiteren erfolgen gezielte Untersuchungen der Beweglichkeit und der Druckempfindlichkeit der die Halswirbelsäule umgebenden Strukturen sowie spezifische Tests von Bändern, Muskeln, Nerven und Wirbelgelenken.

Diagnostik

Der wichtigste Teil der Diagnostik ist die gezielte Untersuchung. Nur mit diesen Ergebnissen kann entschieden werden, ob z. B. eine Röntgenuntersuchung, eine Schichtuntersuchung mit Kernspintomographie, ein Muskelfunktionstest (Nackenmuskel-EMG) oder aber auch Untersuchungen durch einen Neurologen, Kieferorthopäden oder andere Fachärzte nötig sind.

Therapiemöglichkeiten

Neben der Verordnung von Krankengymnastik, Manueller Therapie, Massagen, Wärmeanwendungen können auch entzündungshemmende Medikamente oder Injektionen bei akuten Beschwerden erforderlich sein. Falls die Beschwerden immer wieder auftreten, haben sich in vielen Fällen weitere Maßnahmen wie Bewegungsübungen (Krankengymnastik am Gerät, auch in Eigeninitiative in einem guten Sportstudio), aber auch Osteopathie und Akupunktur bewährt. In bestimmten Fällen werden auch Chiro- oder Atlastherapie, Homöopathie, Entspannungstraining, Biofeedback und Triggerpunkttherapie angewendet.

Bei sehr starken Beschwerden, Gelenkverschleiß oder Bandscheibenvorfall können auch Rehabilitationsmaßnahmen oder Behandlungen im Krankenhaus nötig sein.

7. Die Anatomie Ihres Nackens – Verstehen hilft

Die Halswirbelsäule

Die Hauptfunktion der Halswirbelsäule ist es, den Kopf zu tragen, ihn im Raum zu orientieren und ihn zu stabilisieren. Die ersten beiden Halswirbel, Atlas und Axis, nehmen dabei die Hauptlast des Kopfes (ca. 8 Prozent des Körpergewichts) auf und können ihn wie ein Kugelgelenk in alle Richtungen bewegen.

Halswirbelsäule

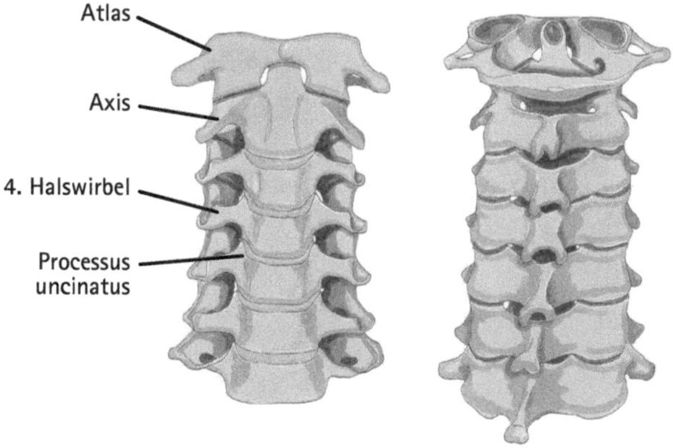

Orientierungspunkte

Der Kopf ruht nur mit zwei kleinen konvexen Ausbuchtungen auf zwei kleinen ovalen, konkaven Flächen des obersten Halswirbels (C1). Nicht umsonst ist dieser Halswirbel nach Atlas (griechisch: Träger) benannt, dem Titanen, der von Zeus bestraft wurde, das Himmelsgewölbe stützen zu müssen. Auf diesem obersten Kopfgelenk können Sie Ihren Kopf wie eine Schaukel in kleinen Ja-Bewegungen vor- und zurückbewegen (Übung, S. 70, 72).

Das obere Kopfgelenk C0/C1 ermöglicht die Ja-Bewegung (ca. 30 Grad), das untere Kopfgelenk zwischen Atlas und Axis C1/C2 die Nein-Bewegung (ca. 35 Grad).

Die Querfortsätze des Atlas können Sie spüren, wenn Sie je einen Finger direkt in die Vertiefungen unter beiden Ohrläppchen legen und dort etwas in die Tiefe drücken. Sie sehen also, dass das Kopfgelenk nicht hinten am Nacken sitzt, sondern weit davor.

Den Dornfortsatz des 7. Halswirbels (C7 – Prominens) können Sie leicht spüren, wenn Sie den Kopf nach vorn beugen und am Rücken entlang der Halswirbelsäule von oben über die rückwärtigen Knochenvorsprünge (hintere Dornfortsätze) der Halswirbel nach unten fahren. Sie spüren ihn als großen («prominenten») hervorstehenden Dornfortsatz. Er markiert den Übergang zur Brustwirbelsäule (1. Brustwirbel = TH1).

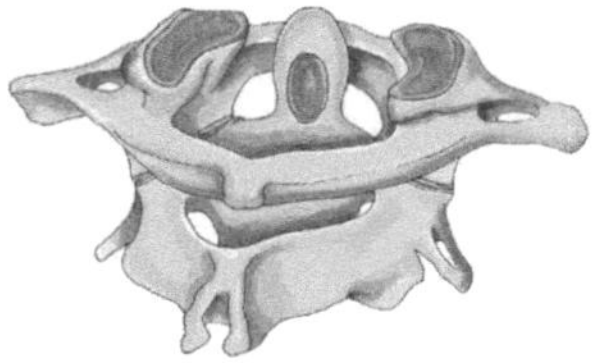

Halswirbel

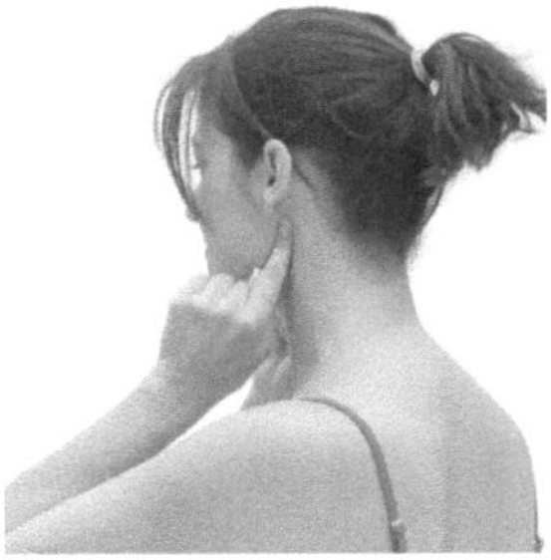

Die Querfortsätze des C1 spüren Sie, wenn Sie direkt hinter den Kieferknochen in die Tiefe fühlen.

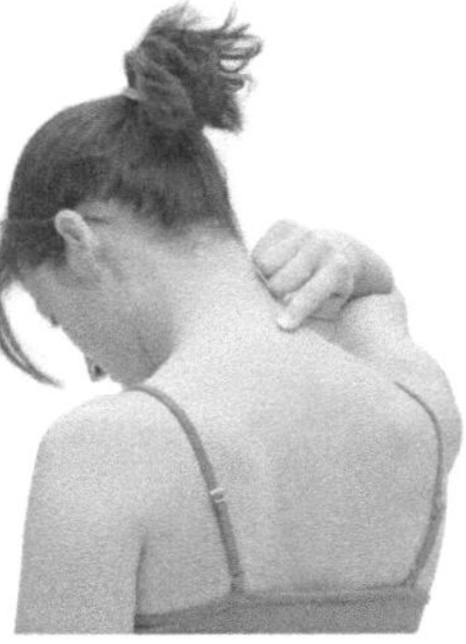

Den Dornfortsatz C7 können Sie leicht spüren, da er prominent hervorsteht.

Die besondere Bedeutung der Nackenmuskulatur

Über 30 Muskeln des Nackens und des Schultergürtels kontrollieren, stabilisieren und bewegen die Halswirbelsäule und den Kopf. Man kann sich die Muskeln um die Halswirbelsäule und die Kopfbasis als Muskelkegel vorstellen, der in mehreren Schichten angeordnet ist. Die rückwärtigen und die seitlichen Muskelschichten, die Nackenmuskeln, sind dabei besonders kräftig und zahlreich ausgeprägt.

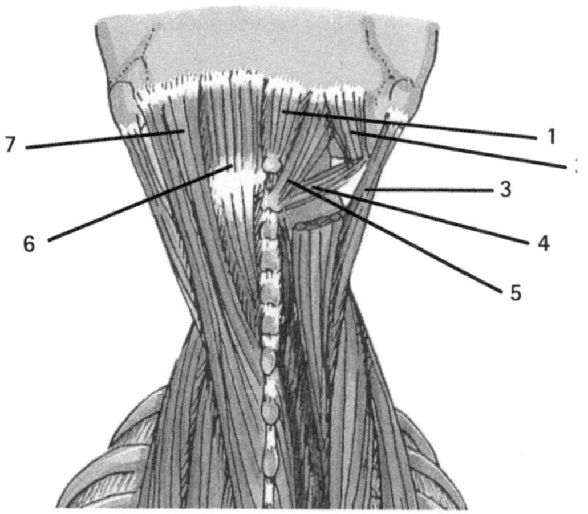

1. *Kleinerer hinterer gerader Kopfmuskel (M. rectus capitis posterior minor)*
2. *Oberer schräger Kopfmuskel (M. obliquus capitis superior)*
3. *Langmuskel des Rückens (M. longissimus capitis)*
4. *Unterer schräger Kopfmuskel (M. obliquus capitis inferior)*
5. *Großer hinterer gerade Kopfmuskel (M. rectus capitis posterior major)*
6. *Halbdornmuskel (M. semispinalis capitis et cervicis)*
7. *Riemenmuskel (M. splenius capitis et cervicis)*

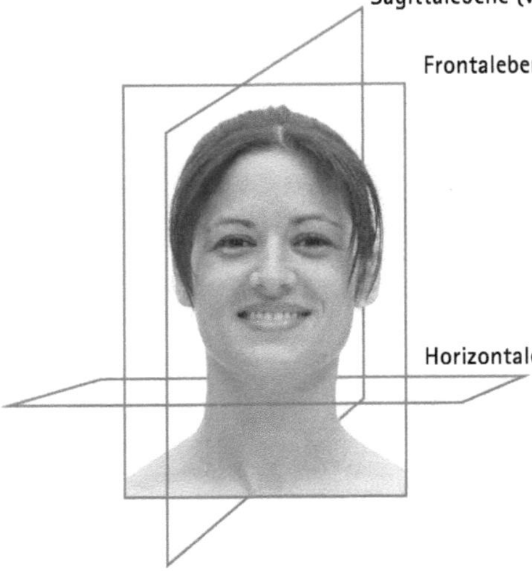

Die verschiedenen Bewegungsebenen des Kopfes und der Halswirbelsäule und die dazugehörigen Muskeln

Sagittalebene: Beugen

Langer Kopf- und Halsmuskel *(M. longus capitis, M. longus colli)*, Kopfwender / Brustbein-Schlüsselbeinmuskel *(M. sternocleiomastoideus)*, Vorderer gerader Kopfmuskel / *(M. rectus capitis anterior)*, Rippenhalter *(M. scalenus)*

Strecken: Halbdornmuskel *(M. semispinalis capitis et cervicis)*, Riemenmuskel *(M. splenius capitis et cervicis)*, Kurze Nackenmuskeln *(Mm. suboccipitales)*, Viergeteilter Muskel *(M. multifidus)*

Horizontalebene: Drehen

Kopfwender *(M. sternocleiomastoideus)*, Riemenmuskel *(M. splenius capitis)*

Frontalebene: Seitneigen

Halbdornmuskel *(M. semispinalis capitis et cervicis)*, Riemenmuskel *(M. splenius capitis et cervicis)*, Kapuzen- / Trapezmuskel *(M. trapezius)*, Kopfwender *(M. sternocleiomastoideus)*, Rippenhalter *(M. scalenus)*

Die kleinen und direkt an der Wirbelsäule ansetzenden Muskeln erfüllen neben den stabilisierenden und beweglichkeitsunterstützenden Aufgaben weitere wichtige Funktionen, die der Körperwahrnehmung dienen.

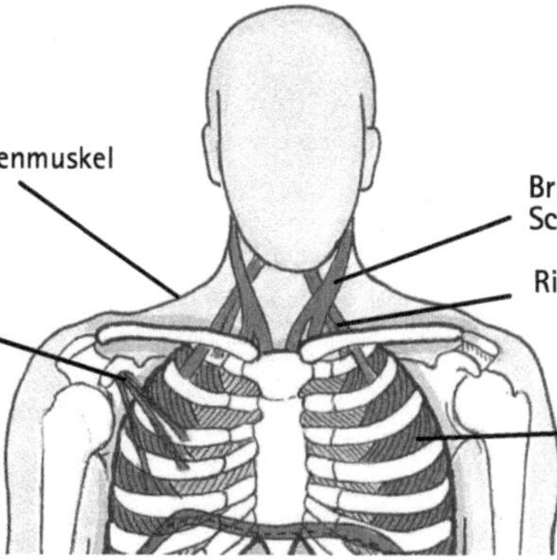

Sie sind im Vergleich mit anderen Muskeln des Körpers in einer sehr hohen Dichte mit Rezeptoren, d.h. Sensoren, die dem Gehirn Auskunft über die Muskelspannung und die Muskelaktivität geben, ausgestattet. Man vermutet, dass diese kleinen Halsmuskeln wie Sinnesorgane wirken und ihre Informationen direkt an das Nervensystem weitergeben. Dies könnte erklären, warum oftmals bei Verspannungen oder Dysbalancen der Halsmuskeln Symptome auftreten, die ausstrahlende Schmerzen in die Arme, ins Gesicht und in den Hinterkopf beschreiben und oft zusätzlich Konzentrationsstörungen, Schwindel, Kopfschmerzen, Seh- und Hörstörungen, das Auslösen von Migräne, Müdigkeit, Unwohlsein, Gangunsicherheit oder Benommenheit mit sich bringen. Gerade in der Kombination von Nacken- und Kopfschmerzen gibt es enge Überschneidungen zu Migräne, die auch als Migräne cervicale beschrieben werden. Ähnliche Symptome beobachtet man aber auch bei Blockierungen oder Fehlfunktionen des ersten Halswirbels (Atlas), des zweiten Halswirbels und im Bereich der Kiefergelenke. In der manuellen Medizin hat sich aufgrund dieser Besonderheit und der Erfahrungen in der Behandlung und Mobilisierung des ersten Halswirbels eine eigene Therapierichtung entwickelt, benannt nach dem französischen Arzt Dr. Arlen, wird auch als Atlastherapie bezeichnet.

Sollten die oben geschilderten zusätzlichen Symptome vorliegen, ist eine ausführliche Untersuchung durch einen Therapeuten (Arzt oder Manualtherapeuten) erforderlich. Bei zu intensiven Übungen kann es in diesen Situationen zu einer Verstärkung der Beschwerden kommen.

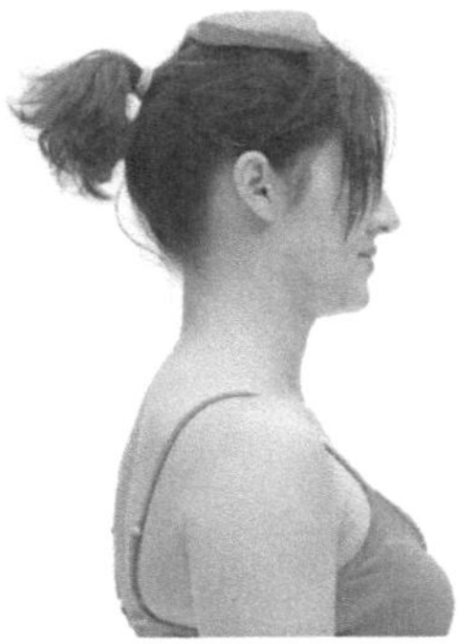

Das Tragen eines Säckchens auf dem Hinterkopf bewirkt eine Streckung der Halswirbelsäule und gleichzeitig eine Orientierung am Körperlot

Der Kopf wird durch starke Nackenmuskeln gehalten

Durch die Aufrichtung des Menschen in den Zweibeinstand und die Fixierung des Brustkorbs an der Wirbelsäule musste die Halswirbelsäule, um den Kopf waagrecht zu tragen, eine hohlrunde Form (Halslordose) einnehmen. Der Schwerpunkt des Kopfes liegt vor dessen Stützfläche. Deshalb müssen die Nackenstreckmuskeln den Kopf stets halten, damit er nicht nach vorn absinkt. Beim «Einnicken», wenn der Muskeltonus nachlässt, sinkt der Kopf daher nach vorn.

Bei leichtem Blick nach oben läuft das Schwerelot des Kopfes durch die Verbindung Hinterhaupt (Condyli occipitales) mit dem Atlas (Facies articularis superior), der Drehachse von Beugung – Streckung. Der Kopf befindet sich hier im labilen Gleichgewicht, eine Position, die z. B. eingenommen wird, wenn schwere Lasten auf dem Kopf getragen werden.

Bewahren Sie sich die lockere kindliche Balance des Kopfes

Kleinkinder, die im Vergleich zu Erwachsenen proportional noch einen viel größeren Kopf haben, balancieren ihn viel lockerer auf der Wirbelsäule, wie einen Ball, der auf einem Wasserstrahl tanzt. Ist der Kopf gut ausbalanciert, ist nur wenig Muskelarbeit notwendig. Im anderen Fall müssen die Hals-, Nacken- und Schultermuskeln zusätzlich arbeiten, um den Kopf in dieser ungünstigen Position zu halten. Stellen Sie sich Ihren Kopf als Luftballon vor, der hochschwebt, und vergleichen Sie direkt diese Empfindung mit der Vorstellung, Ihr Kopf sei eine schwere Eisenkugel. Spüren Sie den Unterschied?

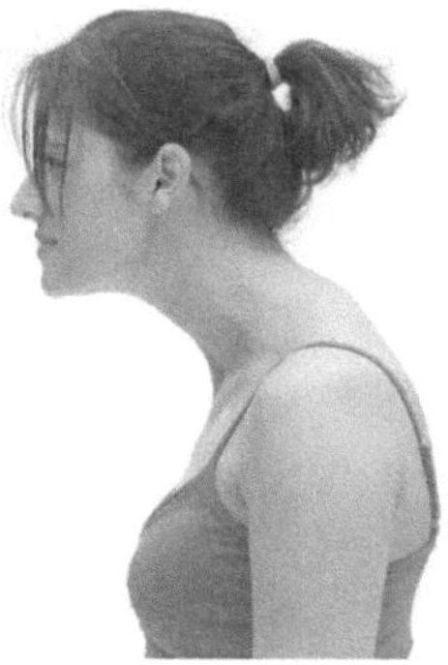

Geierhalsposition

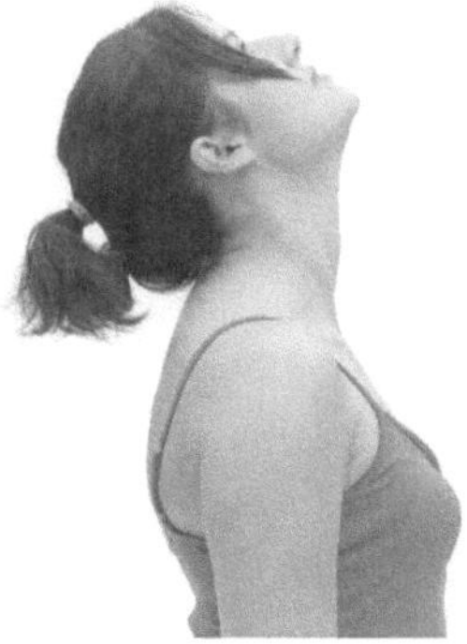

Genickhaltung

So bewirken ungünstige Kopfstellungen, wie z. B. eine Schräghaltung (z. B. ungünstige Anordnung eines Bildschirms), ein Geierhals (z. B. typisch bei krummer Haltung) oder eine Genickhaltung (z. B. bei Überkopfarbeit), nicht nur ungünstige Drehmomente mit zusätzlicher Verspannung und Abschwächung von Muskulatur, sondern gleichzeitig auch unphysiologische Scherkräfte auf andere Strukturen, wie Gelenke, Bänder und Bandscheiben. Bei monotoner Kopfhaltung wird durch die fehlende Wechselbelastung auch der Stoffwechsel bzw. die Ernährung der Gewebe eingeschränkt.

Schultergürtel und Halswirbelsäule

Der Trapezmuskel und der Schulterblattheber verbinden den Kopf bzw. die Halswirbelsäule mit dem Schulterblatt. Normalerweise liegt der Schultergürtel, die Verbindung zwischen Arm und Rumpf, locker auf dem Brustkorb auf. Ein Nach-vorn-Rutschen des Schulterblatts (Protraktion), wie es bei einer krummen Haltung üblich ist, führt zu einer erhöhten Muskelaktivität des Schulterblatthebers, des kleinen Brustmuskels und des Trapezmuskels und somit zu häufig beobachteten Muskelverhärtungen und chronischen Überlastungen. Daneben ist immer wieder zu beobachten, dass die Schultern automatisch angehoben werden oder die Muskulatur angespannt wird, wenn eine Person die Arme hebt, z. B. beim Telefonieren, beim Schreiben, beim Kochen oder Bügeln. Damit ist ständig eine unnötige Muskelspannung verbunden, und diese unnötigen Bewegungen schleifen sich auf Dauer ein.

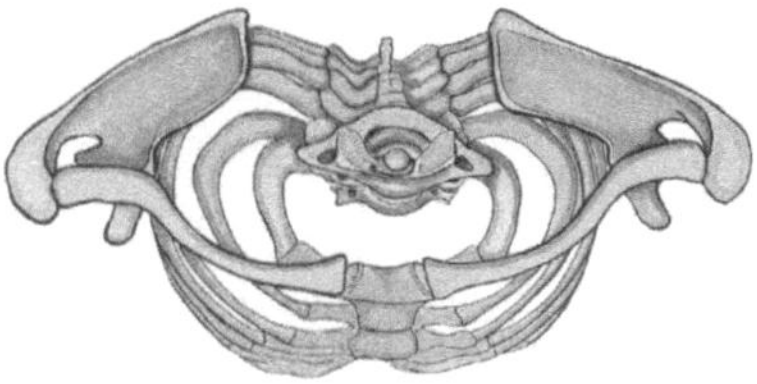

Schultergürtel

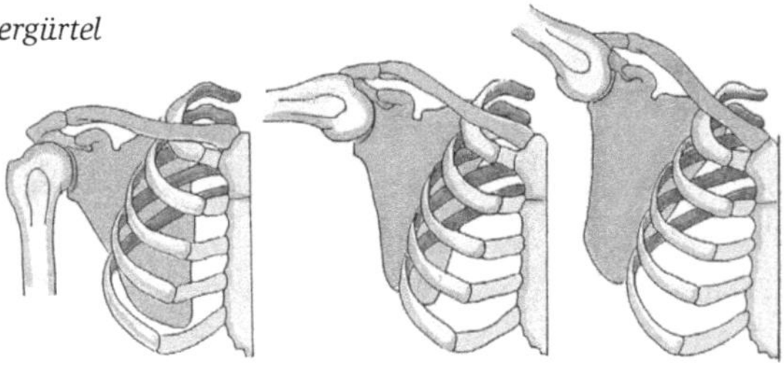

Bewegung von Schultergelenk und Schulterblatt beim Abspreizen des Armes

Der Nervenstraße – das Rückenmark

Der Rückenmarkskanal verläuft im Zentrum der Wirbelsäule und ist nach vorn durch die einzelnen Wirbelkörper und Bandscheiben, zur Seite und nach hinten durch die Fortsätze der Wirbelkörper begrenzt. Damit gelingt ein optimaler Schutz des Nervengewebes, über die flexible Verformung der Bandscheiben ist trotzdem eine große Beweglichkeit möglich.

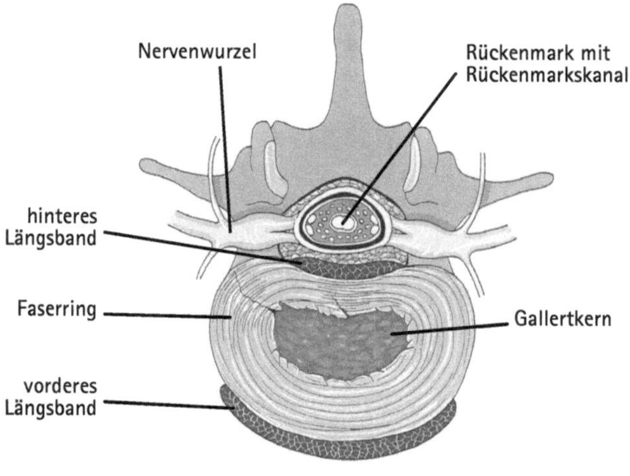

Querschnitt durch die Wirbelsäule

Das Rückenmark verläuft innerhalb dieses Kanals, ähnlich wie ein durchgehender Kabelstrang. Unter jedem Wirbelkörper zweigen kleinere Nervenstränge nach außen ab und versorgen die entsprechenden Organe, aber auch Muskeln, Sehnen, Bänder und Blutgefäße mit Steuerungsinformationen aus dem Gehirn. Gleichzeitig werden über diese Nerven auch Informationen aus der entsprechenden Umgebung an das Gehirn zurückgesendet.

Da jeder abzweigende Nerv ein ganz bestimmtes Gebiet oder Organ des Körpers versorgt, lassen sich bei Störungen in diesem

Areal Rückschlüsse auf den Ort der Nervenreizung ziehen. Typischerweise kann beispielsweise bei Irritation des 7. rechten Halsnervs eine Gefühlsminderung im Bereich des vierten und fünften Fingers, manchmal mit einer Kraftschwäche der Fingermuskeln verbunden, entstehen.

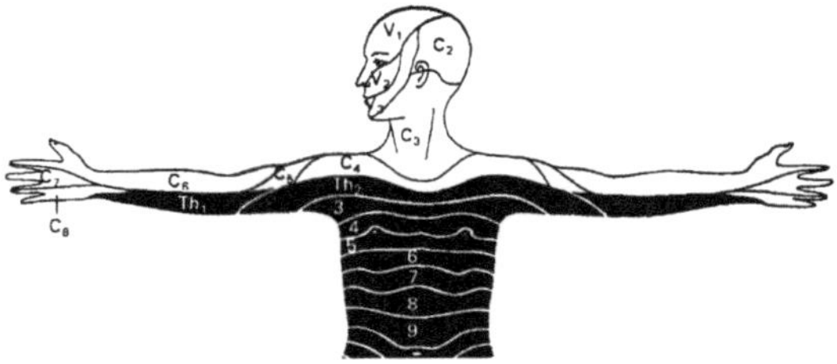

Rückenmarksnerven mit den zugehörigen versorgten Hautarealen

Spinale Stenose – gefährliche Enge des Rückenmarkskanals

Ob und inwieweit aber Bandscheibenvorfälle oder Abnutzungen der Wirbelgelenke zu einer Einengung (spinalen Stenose) der Nerven oder des Rückenmarks und damit zu Schmerzen, Gefühlsstörungen wie Taubheit, einem pelzigen Gefühl oder gar Lähmungen führen können, ist entscheidend von der Größe der Nervenaustrittslöcher und der Weite des Rückenmarkskanals abhängig. Die Größe des Rückenmarkskanals kann schon angeboren eher groß oder eher relativ eng sein. Dies erklärt, warum bei einigen Menschen (mit engem Rückenmarkskanal) schon kleinere Bandscheibenvorwölbungen zu Schmerzen führen, wohingegen bei anderen Menschen mit einem großen Rückenmarkskanal oder weiten Nervenaustrittslöchern selbst größere Bandscheibenvorfälle vorliegen können, ohne dass dadurch Beschwerden ausgelöst werden.

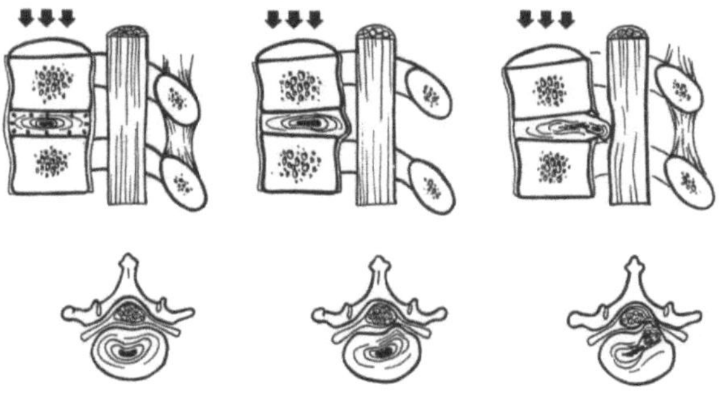

Arthrose und Kalkablagerung

Abnutzungen und Höhenminderungen der Bandscheiben können durch die damit einhergehende lokale Instabilität zur Ablagerung von Kalk im Bereich der umgebenden Bänder und Gelenkkapseln führen. Ebenso wird durch die Abnutzung ein größerer Druck auf die kleinen verbindenden Wirbelgelenke ausgeübt. Wie bei anderen Gelenken entsteht auch hier damit eine vermehrte Abnutzung der Gelenkflächen (Arthrose). Wenn dies über viele Jahre oder Jahrzehnte fortschreitet, können sich knöcherne Verwachsungen von Wirbelkörpern ausbilden. Dies stellt die Stabilität in diesem Wirbelsäulenbereich, vergleichbar mit den Reparaturvorgängen bei einem Knochenbruch, wieder her und wird als Abstützungsreaktion bezeichnet. Die damit einhergehende Einschränkung der Beweglichkeit, zum Beispiel im Schulterblick, wird durch Bewegungen der Brustwirbelsäule und Schulter kompensiert. Die Kalkablagerungen können jedoch auch eine, dann nicht angeborene, sondern abstützungsbedingte, Einengung des Rückenmarks oder der austretenden Nerven mit ihren negativen Folgen bewirken.

Anhang

Selbsttest: Kopiervorlagen

Die Daten des Selbsttests beziehen sich auf die orthopädische Untersuchungstechnik der «Neutral-Null-Methode». Die Normalwerte wurden mit den Standardwerten der orthopädischen Diagnostik (Debrunner, Jäger-Wirth u. a.) erstellt. Die funktionelle Graduierung erfolgte im Rahmen der klinischen Diagnostik am Qimoto-Zentrum für Sportmedizin in Wiesbaden.

Die Fragen zur Stressbelastung und Zufriedenheit orientieren sich in Teilbereichen an den Schmerzfragebogen der Deutschen Gesellschaft zum Studium des Schmerzes und der Deutschen Gesellschaft für Schmerztherapie. In diesem Zusammenhang dienen sie jedoch weniger der exakten Schmerzexploration als vielmehr der klinisch relevanten, aber voranamnestischen Reflexion eventueller Risikofaktoren im Arbeits-, sozialen und psychoemotionalen Umfeld.

Der Test enthält die Teilbereiche der Funktionsuntersuchung der Halswirbelsäule, die den Autoren besonders wichtig erscheinen, auf eine komplette Darstellung wurde aus Rücksicht auf den Umfang des Buches verzichtet. Der ausführliche Selbsttest und die detaillierten Fragebogen zur Schmerzanamnese können von den Autoren bezogen werden.

Den Selbsttest und den Auswertebogen können Sie herunterladen: www.qimoto.de / downloads.

Qimoto® Functionell Neck Index

		1	2	3	4	5	6	7	8	9	10
Funktion											
Beweglichkeit	F1										
Haltung	F2										
Kraft	F3										
Muskelspannung	F4										
Kiefer	F5										
Stress/Zufriedenheit											
Familie	P1										
Partnerschaft	P2										
Arbeitsplatz	P3										
Kollegen/Chef	P4										
Soziale Kontakte/Freizeit	P5										
Belastung/Regeneration											
Arbeitsplatz/Ergonomie	R1										
Freizeit/Regeneration	R2										
Ernährung	R3										
Bewegung/Sport	R4										
Entspannung/Spiritualität	R5										
Anatomie (Arztbewertung)											
Bandscheiben	A1										
Wirbelkörper	A2										
Spinalkanal	A3										
Wirbelgelenke	A4										
Bänder	A5										
Stabilität	A6										
Haltung	A7										

qimoto®

Selbsttest Halswirbelsäule und Nacken

Test Drehung

Bewegungsmaß	< 60°, > 90° od. schmerzhaft	60 – 70° od. 80 – 90°	70 – 80°	Mein Wert
Drehung rechts	0	3	5	(B1)
Drehung links	0	3	5	(B2)

Test Selbstneigung

Bewegungsmaß	< 30°, > 60° od. schmerzhaft	30 – 40° od. 50 – 60°	40 – 50°	Mein Wert
Seite rechts	0	3	5	(B3)
Seite links	0	3	5	(B4)

Mein Bewegungsscore (Addieren Sie die Zahlen B1 bis B4 und teilen Sie die Summe durch 2)	

Test Haltung

Test Vor- und Rücklage (Abstand Mittellinie [Lot] vom Fuß – Ohr)	> 5 cm	3 – 5 cm	+/– 3 cm	Mein Wert
	0	3	5	(H1)

Test seitliche Haltung (Abstand Mitte Hals / Mitte Fuß)	> 5 cm	3 – 5 cm	+/– 3 cm	Mein Wert
	0	3	5	(H2)

Mein Haltungsscore (Messen Sie die rechte und linke Seite und wählen den kleineren als Mein Wert. Addieren Sie dann die Zahlen H1 und H2)	

Test Kraft

Kraft Vorneige	< 10 kg od. schmerzhaft	10 – 15 kg	> 15 kg	Mein Wert
	0	3	5	(K1)

Kraft Rückneige	< 15 kg od. schmerzhaft	15 – 20 kg	> 20 kg	Mein Wert
	0	3	5	(K2)

Mein Kraftscore (Addieren Sie die Zahlen K1 und K2)	

Test Muskelspannung

Palpation	Starker Druckschmerz	Verhärtung und/oder Druckschmerz	Elastisch, weich	Mein Wert
Trapezmuskel	0 – 1	2 – 3	4 – 5	(M1)
Nackenmuskel	0 – 1	2 – 3	4 – 5	(M2)

Mein Muskelscore (Addieren Sie die Zahlen M1 und M2)	

Test Kiefergelenk und Kaumuskel

Druckempfindlichkeit	starker Druck-schmerz	leichter Druck-schmerz	kein Druck-schmerz	Mein Wert
Kiefergelenk	0	3	5	(K1)
Kaumuskel	0	3	5	(K2)

Symmetrie des Mundöffnen	starke Asymme-trie	leichte Asymme-trie	sym-metrisch	Mein Wert
	0	3	5	(K3)

Mundöffnung	stark ein-geschränkt (< 3 cm)	leicht ein-geschränkt (3 – 4 cm)	unauffällig > 5 = cm	Mein Wert
	0	3	5	(K4)
Mein Kieferscore (Addieren Sie die Zahlen K1 bis K4 und teilen Sie die Summe durch 2)				

Test Stress/Belastung

Wie hoch ist Ihre Stressbelastung in diesen Bereichen?	80–100 %	50–70 %	< 50 %	Mein Wert
Familie	0–2	2–6	7–10	(P1a)
Partnerschaft	0–2	2–6	7–10	(P2a)
Arbeitsplatz	0–2	2–6	7–10	(P3a)
Kollegen/Chef	0–2	2–6	7–10	(P4a)
Soziale Kontakte	0–2	2–6	7–10	(P5a)

Test Zufriedenheit/Wohlbefinden

Wie hoch ist Ihre Zufriedenheit in diesen Bereichen?	< 50 %	50–70 %	80–100 %	Mein Wert
Familie	0–2	2–6	7–10	(P1b)
Partnerschaft	0–2	2–6	7–10	(P2b)
Arbeitsplatz	0–2	2–6	7–10	(P3b)
Kollegen/Chef	0–2	2–6	7–10	(P4b)
Soziale Kontakte	0–2	2–6	7–10	(P5b)

Mein Stress-/Zufriedenheitsscore

Bereich	Mein Wert		Mein Gesamtwert
Familie	(P1a)	(P1b)	
Partnerschaft	(P2a)	(P2b)	
Arbeitsplatz	(P3a)	(P3b)	
Kollegen/Chef	(P4a)	(P4b)	
Soziale Kontakte	(P5a)	(P5b)	

Addieren Sie für jeden Bereich die Werte a) und b) und teilen Sie die Summe durch 2	

Test Bewegen / Erholen

Wie hoch ist Ihre Zufriedenheit in diesen Bereichen	< 50 %	50 – 70 %	80 – 100 %	Mein Wert
Bewegungsverhalten	0 – 2	2 – 6	7 – 10	(P6)
Ernährung	0 – 2	2 – 6	7 – 10	(P6)
Freizeit- / Regeneration	0 – 2	2 – 6	7 – 10	(P6)

Die Autoren

Christian Ziegler, Jahrgang 1961, ist selbständig in Sportphysiotherapie, Rehabilitation und Osteopathie im Gesundheitszentrum Sportomed in Mannheim (www.sportomed.de). Sein Tätigkeitsschwerpunkt liegt in der Nachbehandlung von Sport- und Unfallverletzungen. Er ist als Betreuer im Breiten- und Hochleistungssport tätig, u. a. als Mitglied im medizinischen Stab der Nationalmannschaft des Deutschen Leichtathletik-Verbandes (DLV) sowie der Olympia-Mannschaft. Er übt Lehrtätigkeit im Bereich Funktionsgymnastik (Forum Gesunder Rücken), betriebliche Gesundheitsförderung (div. Firmen) und Sportphysiotherapie (ZVK, DLV) aus und ist als Gastreferent auf verschiedenen Kongressen (u. a. DOSB) und Workshops tätig.

Im Rowohlt Verlag ist er Mitautor *Trainingsbuch Rückenschule*, *Trainingsbuch Thera-Band* und *Schnellhelfer Rückenschmerz*.

Hans-Dieter Kempf (www.dierueckenschule.de, www.ruecken training.de), Jahrgang 1960, studierte Physik und Sportwissenschaft an der Universität Karlsruhe. Er entwickelte 1986 die Karlsruher Rückenschule, ist Gründungs- und Vorstandsmitglied des «Forums Gesunder Rücken – besser Leben e. V.». 1988 und 1993 selbständig tätig als Fachautor (über 30 Buchpublikationen mit Übersetzungen in acht Sprachen) und als Referent und Lehrbeauftragter für Universitäten, Sport- und Sportfach- und Volkshochschulverbände, Krankenkassen, Ärzte- und Physiotherapieverbände und sonstige gesundheitsorientierte und pädagogische Institutionen. Allein in Karlsruhe betreut er wöchentlich über 250 Personen in verschiedenen Rücken- und Gesundheitskursen. Für die Konföderation der deutschen Rückenschulen (KddR) erarbeitete er maßgeblich die Ziele und das Curriculum zur Rückenschullehrerweiterbildung – «Er war und ist maßgeblich beteiligt am Aufbau und der Weiterentwicklung der Rückenschulbewegung in Deutschland».

Dr. med. Marco Gassen (www.qimoto.de), Jahrgang 1962, Sportmediziner und Rückenspezialist. Neben mehrjähriger Ausbildung in Orthopädie Weiterbildungen u. a. in Akupunktur, Osteopathie, Atlastherapie, Psychosomatik, Chiro- und Manualtherapie. Zehnjährige Lehrerausbildung in Tai Chi (Lee Stil), Qi Gong und Tao Yoga. Ärztlicher Direktor des Qimoto – Zentrum für Sportmedizin und Gesundheit. Schwerpunkte: Behandlung und Rehabilitation sportmedizinischer und orthopädischer Erkrankungen. Entwicklung ganzheitlicher Untersuchungs- und Behandlungskonzepte bei Rückenschmerzen auf Basis individueller und gezielter Analysen (Rücken-Diagnostik-Zentrum Wiesbaden). Vortrags- und Weiterbildungstätigkeit für verschiedene Institutionen. Vorstandsmitglied des «Forums Gesunder Rücken – besser Leben e. V.». Buchveröffentlichung im Rowohlt Verlag *Schnellhelfer Rückenschmerz* zusammen mit H.-D. Kempf und C. Ziegler.

Ein Verzeichnis mit weiterführender Literatur kann bei den Autoren angefordert werden (Internet).